Ulcus pepticum und H_2-Blocker

Peter Müller · Bernd Simon ·
Hanns-Gerd Dammann · Burkhard Kommerell

Ulcus pepticum und H_2-Blocker

Walter de Gruyter
Berlin · New York 1987

Privatdozent Dr. med. Peter Müller
Prof. Dr. med. Bernd Simon
Prof. Dr. med. Burkhard Kommerell
Ruprecht-Karls-Universität Heidelberg
Medizinische Klinik
Abteilung 1.1.4 – Innere Medizin IV –
(Schwerpunkt Gastroenterologie)
Bergheimer Straße 58
D-6900 Heidelberg 1

Prof. Dr. med. Hanns-Gerd Dammann
Krankenhaus Bethanien
Martinistraße 42-44
D-2000 Hamburg 20

Dieses Buch enthält 38 Abbildungen und 19 Tabellen

CIP-Kurztitelaufnahme der Deutschen Bibliothek

Müller, Peter:
Ulcus pepticum und H_2-Blocker [H-Blocker] / P. Müller ; B. Simon ; B. Kommerell. – Berlin ; New York : de Gruyter, 1987.
ISBN 3-11-010773-2
NE: Simon, Bernd; Kommerell, Burkhard:

Satz und Druck: Buch- und Offsetdruckerei Wagner GmbH, Nördlingen. – Bindearbeiten: Lüderitz & Bauer GmbH, Berlin.

Vorwort

Die Entwicklung der Histamin-2-Blocker stellt einen Meilenstein in der Therapie der Ulkuskrankheit dar, und es wurde mit diesen Medikamenten der natürliche Verlauf dieser Erkrankung wesentlich verändert. Nach jetzt jahrelangem Gebrauch dieser Substanzen erscheint eine Standortbestimmung notwendig.

Das vorliegende Buch versucht in einer kurzen Einführung die Funktion des Magens und die Grundlagen für die Wirkung der H_2-Blocker darzustellen. Dabei wird besonders auch für die Säuresekretionshemmung in Abhängigkeit der Dosis einzelner H_2-Blocker eingegangen, wobei einerseits eine unterschiedliche Dosis für eine gleichartige Sekretionshemmung notwendig ist, und andererseits eine individuelle Ansprechrate besteht. Es werden durch humanpharmakologische Untersuchungen die Interaktionen der H_2-Blocker mit anderen Medikamenten aufgezeigt und der Metabolismus der H_2-Blocker dargestellt. Damit eng im Zusammenhang stehen eventuelle Nebenwirkungen dieser Medikamente, die aber insgesamt äußerst gering sind. Der Hauptteil des Buches befaßt sich mit der Therapie des akuten und chronischen Ulkus. Wann und wie lange soll ein akutes Ulkus behandelt werden? Was sind die Heilungsraten bei Ulcus duodeni oder ventriculi? Kritisch wird die Frage der Langzeitbehandlung der Ulkuskrankheit beleuchtet, insbesondere wie viel Jahre eine solche Behandlung dauern soll. Treten im Rahmen einer solchen Behandlung Rezidive oder häufiger Komplikationen auf, wie häufig sind nach Absetzen der Therapie erneute Geschwüre oder gar Komplikationen zu erwarten, gibt es spezielle Patientengruppen, bei denen durch eine Langzeitbehandlung eine besonders gute Heilwirkung eintritt? Alles Fragen, die in dem vorliegenden Buch ausführlich diskutiert werden. Schließlich wird das Buch abgerundet durch Untersuchungen zur Streßulkusprophylaxe mit H_2-Blockern und dem sicher nicht so wirkungsvollen Einsatz bei der akuten Magenblutung. Es wurde versucht, die Thematik des Buches praxisnah darzustellen. Jedem Kapitel wurde eine Zusammenfassung angefügt, so daß sich der Leser rasch über die wesentlichen Ergebnisse des einzelnen Kapitels informieren kann. Das Buch möge damit dem Arzt in der täglichen Praxis helfen, das Problem der Ulkuskrankheit leichter zu lösen.

Heidelberg, Januar 1987 *B. Kommerell*

Inhalt

1. Physiologie der Säuresekretion

Zellulärer Mechanismus der Säure-sekretion

Die Salzsäure wird im Korpus- und Fundusanteil der Magenschleimhaut, und zwar in den dort gelegenen Parietalzellen (Belegzellen) gebildet (Abb. 1). Unter Energieverbrauch (ATP) werden H^+-Ionen zusammen mit Cl^--Ionen über das tubulovesikuläre System in das Magenlumen gepumpt, wo sich ein Konzentrationsgradient für H^+-Ionen zwischen der Lumen- und Serosa-Seite von 1 : 1 Million aufbaut. Der Cl^--Transport erfolgt gegen einen elektrischen Gradienten, da das Magenlumen im Vergleich zur Interstitialflüssigkeit negativ geladen ist. Die H^+-Ionen werden durch ein an der luminalen Seite gelegenes Transportsystem, die H^+/K^+-ATPase, transportiert. Die Aktivität dieses Enzyms ist magnesiumabhängig und im Gegensatz zur ubiquitär vorkommenden Na^+/K^+-ATPase nicht durch Ouabain hemmbar. Die H^+/K^+-ATPase kommt nach derzeiten Wissensstand ausschließlich in der Parietalzelle der Magenschleimhaut vor.

„Protonen-pumpe“

● Diese sog. Protonenpumpe ist in den Vordergrund des Interesses gerückt, nachdem mit **substituierten Benzimidazolen** selektive Hemmstoffe gefunden wurden. Mit diesen Pharmaka ist es erstmals möglich, die menschliche Säuresekretion ad libitum auszuschalten. Die klinischen Implikationen des neuartigen Wirkprinzips sind derzeit noch nicht abzusehen.

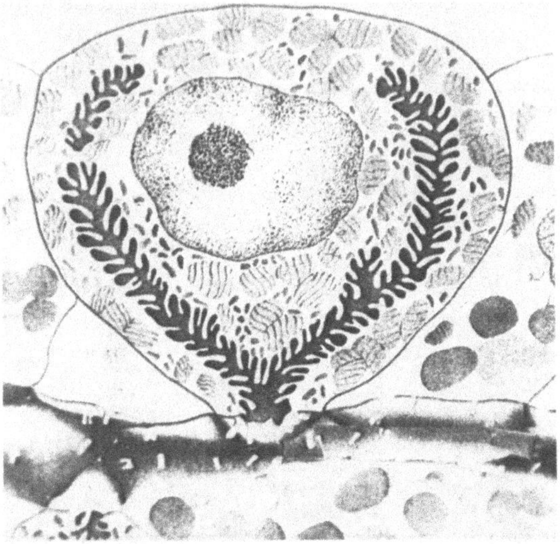

Abb. 1 Bild einer Parietalzelle (nach Sewing)

cAMP-Adenylatzyklase System

Das an der serosalen Seite der Belegzelle lokalisierte Adenylatzyklase-cAMP-System hat ebenfalls eine bedeutsame Funktion im Säuresekretionsprozeß. Das zyklische Nukleotid cAMP vermittelt die **säurestimulierende Histaminwirkung:**

- das biogene Amin wird nach neueren Erkenntnissen in unmittelbarer Nähe der Parietalzellen synthetisiert und freigesetzt. Es bindet sich an H_2-Rezeptoren, die in der serosalen Belegzellmembran zu finden sind und aktiviert die räumlich eng benachbarte Adenylatzyklase, was zu einem Anstieg der intrazellulären cAMP-Spiegel führt.
- Über cAMP aktivierte intrazelluläre Proteinkinasen wird das Säuresekretionssignal an die sog. Protonenpumpe weitergegeben (Abb. 2).

Daneben lassen sich muskarinische Rezeptoren für die Neurotransmittersubstanz des N. Vagus – Acetylcholin – sowie solche für Gastrin nachweisen (siehe auch Abb. 2). Diskutiert werden ferner spezifische Bindungsstellen für Aminosäuren und endogene Opiate (Enkephaline) sowie für Hemmstoffe der Säuresekretion, wie Prostaglandine, Sekretin und Somatostatin.

Physiologische Sekretagoga

Wie die physiologisch bedeutsamsten Sekretagoga (Acetylcholin, Histamin und Gastrin) wechselseitig den Säuresekretionsprozeß steuern, ist trotz großer Fortschritte auf diesem Gebiet bisher nur lückenhaft bekannt.

- Für **Gastrin** konnte die physiologische Funktion im Säuresekretionsprozeß am klarsten dokumentiert werden, da nach Nahrungsaufnahme Serumspiegel dieses Hormons gefunden werden, die, wenn exogen zugeführt, bei Versuchspersonen die Säuresekretion im vergleichbaren Maße stimulieren. Untersuchungen mit spezifischen Hemmstoffen für **Acetylcholin** (Pirenzepin), **Histamin** (H_2-Blocker) und endogene Opiate (Naloxon) deuten ebenfalls auf eine Schlüsselrolle dieser Sekretagoga im physiologischen Säurespiel hin. Auch

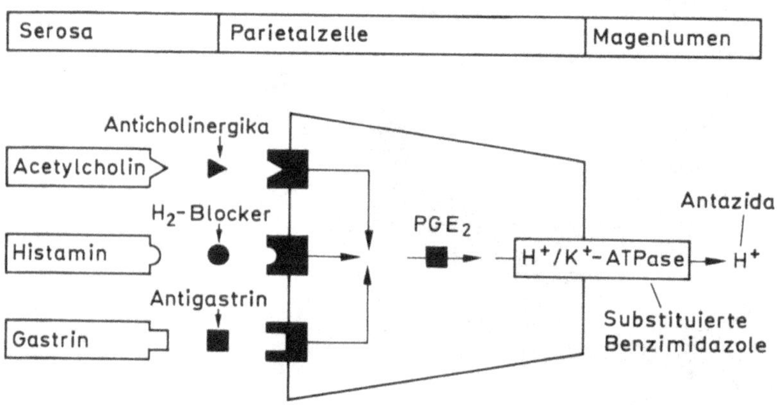

Abb. 2 Schematische Darstellung der Parietalzelle. Angriffspunkte der drei physiologischen Sekretagoga bzw. verschiedener antisekretorischer Pharmaka

Ca^{2+}-Ionen wird eine modulierende Funktion (intracelluläres Bindeglied der Acetylcholin- und Gastrinwirkung) nachgesagt.

Wechselwirkung an der Parietalzelle

Nach modernen Vorstellungen stehen alle drei Sekretagoga (Acetylcholin, Gastrin und Histamin) in enger Wechselwirkung zueinander. Man stellt sich vor, daß die Ansprechbarkeit des Systems durch das ständig vorhandene Histamin gewährleistet wird.

● Fehlt das Histamin oder wird es durch Blockade der Histamin-H_2-Rezeptoren an seiner Wirkung gehindert, so wird die **Empfindlichkeit** der spezifischen Bindungsstellen für die beiden anderen Sekretagoga **Acetylcholin** und **Gastrin** entscheidend **herabgesetzt.** Letztere passen den Säuresekretionsprozeß an akute Erfordernisse (z. B. Nahrungsaufnahme) an.

So unterliegt die Basalsekretion einem zirkardianen Rhythmus, wobei Höchstwerte zwischen 23.00 Uhr und 5.00 Uhr morgens gemessen werden.

Kephal-vagale Phase der Säuresekretion

● **Das Sehen, Riechen** und **Schmecken** stößt die Säuresekretion an. Diese Phase, auch vagal-kephal genannt, wird durch Acetylcholin vermittelt. In der ersten Stunde macht die dadurch freigesetzte Säuremenge ca. 50% der Gesamtmenge aus. Während der zweiten Stunde geht dieser Anteil auf ca. 10% zurück.

Gastrale Phase der Säuresekretion

● Gelangt die Nahrung in den **Magen** (gastrale Phase), dann wird die Säuresekretion durch Dehnungsreiz bzw. chemische Reaktion der angedauten Nahrungsbestandteile mit der Belegzelle weiter unterhalten. In der ersten Stunde sind die beiden Faktoren für jeweils 25% der Gesamtsäuremenge verantwortlich, während in der zweiten Stunde die chemische Reaktion eindeutig überwiegt. Von den aufgenommenen Nahrungsbestandteilen stimulieren nur Peptide bzw. Aminosäuren die Säuresekretion. Kohlenhydrate und Fette hemmen dagegen die Säuresekretion auf bisher ungeklärte Weise.

Intestinale Phase der Säuresekretion

● Tritt der Speisebrei in den **Dünndarm** über (intestinale Phase), dann wird die Magensekretion durch Dünndarmdehnung und vermehrte Freisetzung verschiedener gastrointestinaler Hormone nochmals geringfügig stimuliert (s. Tabelle 1).

Tabelle 1 Physiologische Stimulation der menschlichen Säuresekretion

Phase	Stimulus	Anteil am Gesamtsäureoutput in %
Basale	Endogen	15
Kephal-vagale	Sehen, Riechen, Schmecken	30
Gastrale	Nahrungsbrei im Magen	50
Intestinale	Angedauter Nahrungsbrei im Dünndarm	5

Die enge Verzahnung des **Acetylcholin-, Histamin- und Gastrin-Systems** wird auch dadurch unterstrichen, daß beispielsweise **H_2-Rezeptor-Antagonisten** die Wirkung von Gastrin und Acetylcholin – zumindest teilweise – aufheben, und daß gleichzeitige Gabe von Pirenzepin und H_2-Rezeptor-Antagonisten einen additiven Hemmeffekt hervorruft.

2. Historische Entwicklung

Histaminerges System

Histamin wurde bereits 1910 von Ackermann in Deutschland und von Dale in Großbritannien als Gewebshormon beschrieben. 10 Jahre später wurde seine säurestimulierende Wirkung entdeckt. Es dauerte allerdings bis zum Jahre 1938, bis die physiologische Rolle von Histamin im Säuresekretionsprozess erkannt wurde.

Besonders die Forschungsarbeiten von Ash und Schild sowie von Black führten zur Identifizierung und Charakterisierung **zweier** unterschiedlicher Histamin-Rezeptoren im menschlichen Organismus. Sie werden Histamin-H_1- und Histamin-H_2-Rezeptoren genannt und können heutzutage durch spezifische Agonisten bzw. Antagonisten aktiviert oder blockiert werden.

H_1-Rezeptoren vermitteln u. a. die kontrahierende Wirkung von Histamin an der glatten Muskulatur von Gastrointestinal- und Respirationstrakt. Sie werden selektiv durch den H_1-Agonisten, 2-Methyl-Histamin, aktiviert und durch das klassische Antihistaminikum Mepyramin blockiert.

H_2-Rezeptoren sind an der positiv chronotropen und an der säuresekretionsfördernden Wirkung des Histamin beteiligt. Auch hier existieren selektive Agonisten (wie z. B. 4-Methylhistamin, Dimaprit) und Antagonisten (wie z. B. Cimetidin und Ranitidin). Unter den über H_2-Rezeptoren laufenden Wirkungen steht die Stimulation der Magensäuresekretion klinisch eindeutig im Vordergrund.

Aus dem Gesagten geht hervor, daß H_2-Rezeptor-Bindungsstellen durch klassische Antihistaminika nicht besetzt werden können. So kann die säurestimulierende Wirkung von Histamin nicht durch H_1-Blocker unterdrückt werden. Gerade diese Beobachtung brachte die H_2-Rezeptorforschung in Gang.

Entwicklung spezifischer H_2-Rezeptorenblocker

Die Charakterisierung der H_2-Rezeptoren und die Entwicklung selektiver Hemmstoffe war das Ergebnis einer Gemeinschaftsarbeit von Chemikern, Pharmakologen und Medizinern unter der Federführung von Sir James Black. Zunächst wurden Substanzen synthetisiert, die einfache Modifikationen des Imidazolringes im Histamin-Molekül darstellten. Eine davon, das 4-Methyl-Histamin, erwies sich als spezifischer H_2-Rezeptor-Agonist, der die Wirksamkeit von Histamin um ca. 40% übertraf. Die angestrebten antagonistischen Wirkungen konnten auf diese Weise jedoch nicht erreicht werden. Der Weg zur erfolgreichen Synthese von H_2-Rezeptor-Antagonisten wurde durch zwei Entdeckungen geebnet:

So wurde **erstens** ein Tiermodell entwickelt, mit dem Maximaleffekte von Histamin auf die Säuresekretion gezeigt werden konnten. Dadurch war es möglich, selbst geringgradige H_2-antagonistische Wirkungen von Neusynthesen nachzuweisen.

Und **zweitens** wurde erkannt, daß der Modifikation der Seitenketten des Histamingerüstes mehr Aufmerksamkeit als bisher gewidmet werden mußte.

Auf diese Weise gelang es im Jahre 1970 erstmals mit **Burimamid** einen selektiven H-Rezeptor-Antagonisten zu entwickeln. Burimamid erwies sich als ein potenter Hemmer der durch Histamin, Gastrin und Nahrungsaufnahme stimulierten Säuresekretion. Mit dieser Substanz wurden auch die ersten humanpharmakologischen Untersuchungen vorgenommen. Wegen seiner geringen Resorbierbarkeit kam Burimamid jedoch für eine weitere klinische Anwendung beim Menschen nicht in Frage.

Kurze Zeit später wurde **Metiamid** gefunden (Abb. 3). Dieser H_2-Blocker war ca. 10fach stärker antisekretorisch wirksam und wurde in klinischen Studien geprüft. Wie Burimamid war auch Metiamid eine Sulfonyl-Harnstoff-Verbindung, eine Substanzgruppe mit bekannt hoher Nebenwirkungsrate.

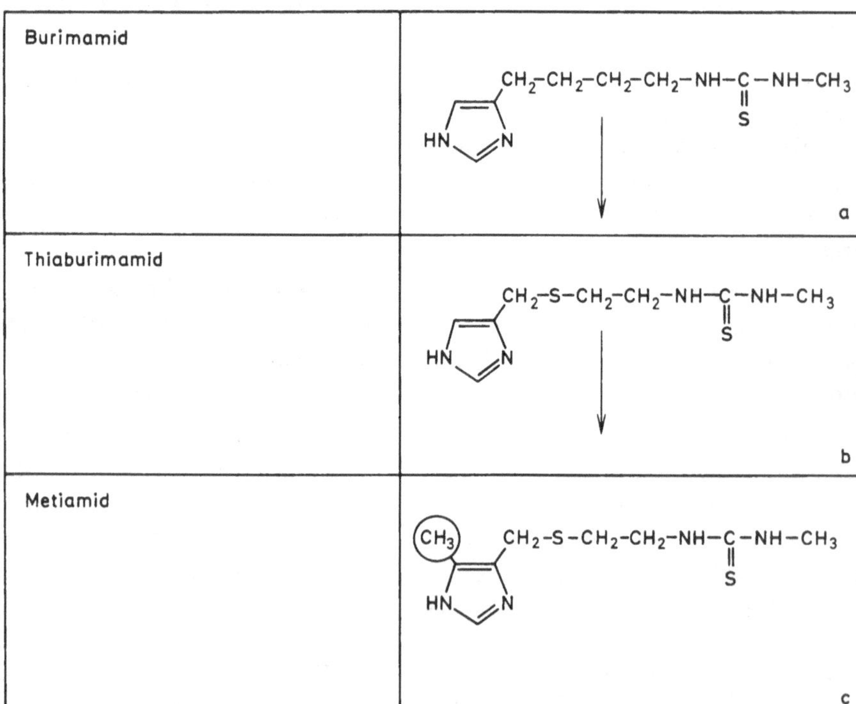

Abb. 3 Vom Burimamid zu dem klinisch eingesetzten H_2-Blocker Metiamid

Während die klinische Prüfung von Metiamid noch im Gange war, wurden bereits Anstrengungen unternommen, eine weniger toxische Nachfolgesubstanz zu entwickeln. Dies gelang mit der Cyano-Guanidin-Verbindung **Cimetidin.** Cimetidin stand als Ersatz zur Verfügung, als Metiamid wegen gehäuft auftretender Agranulozytosen von der klinischen Prüfung zurückgezogen werden mußte (Strukturformeln s. Abb. 4).

Interessanterweise bildeten sich Metiamid-induzierte Agranulogzytosen unter Cimetidin zurück. Dies war ein wichtiger Hinweis dafür, daß die Hämatotoxizität von Metiamid substanzbedingt und nicht H_2-Rezeptor-vermittelt war.

Cimetidin, weltweit in den Jahren 1976/77 eingeführt, revolutionierte die Behandlung der peptischen Ulkuserkrankung.

Die bis dato entwickelten H_2-Rezeptor-Antagonisten waren ausschließlich

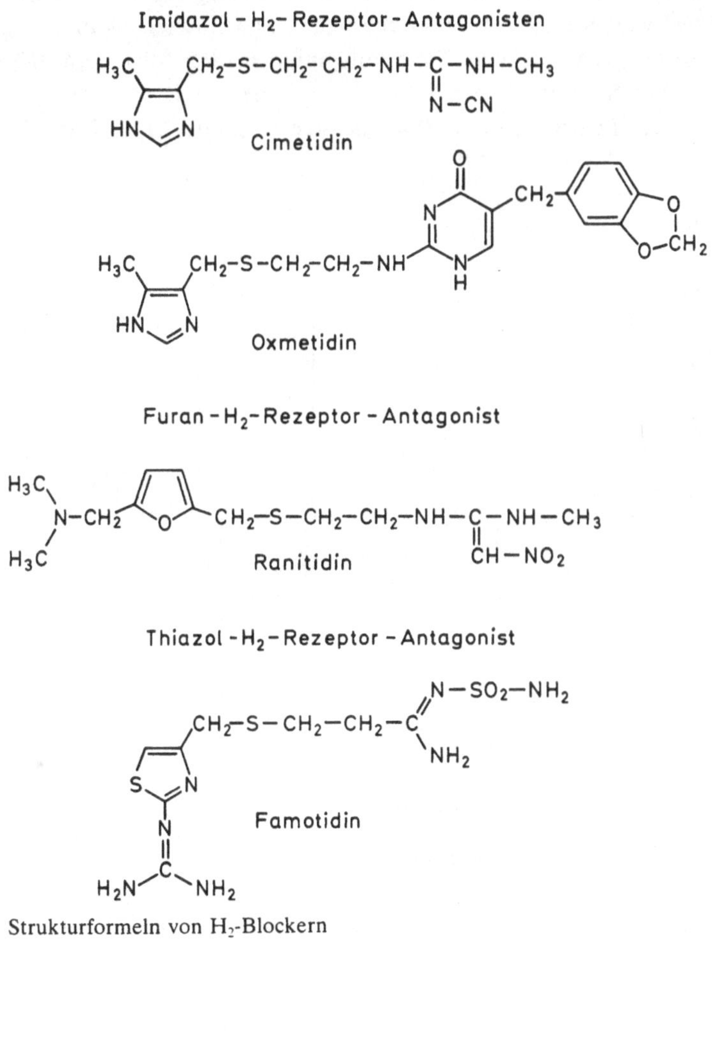

Abb. 4 Strukturformeln von H_2-Blockern

Imidazolderivate. Lange Zeit wurde daher vermutet, daß der Imidazolring essentiell für Aktivität und Selektivität der Wirkung von H_2-Rezeptor-Antagonisten sei. Diese Hypothese kann allerdings aufgrund neuerer Erkenntnisse nicht mehr aufrecht erhalten werden: So wurde im Jahre 1981/82 **Ranitidin** als zweiter H_2-Blocker eingeführt, der anstelle des Imidazolringes einen Furanring besitzt.

1985/86 wurde mit **Famotidin** ein weiterer Histamin-H_2-Rezeptor-Antagonist zur Behandlung der peptischen Geschwürserkrankung zugelassen, der eine Thiazolverbindung darstellt. Auch **Nizatidin** besitzt ein derartiges Ringsystem.

Inzwischen sind Verbindungen bekannt, die sich in ihrer Struktur vollständig von herkömmlichen H_2-Blockern unterscheiden, und dennoch selektive H_2-blockierende Eigenschaften aufweisen (Strukturformeln s. Abb. 4).

Umsatzentwicklung der H_2-Blocker

Welche Bedeutung diese Substanzgruppe in der Zwischenzeit erlangt hat, spiegelt sich auch auffällig in der Umsatzentwicklung wider. Im Jahre 1976/77, wurden weltweit für Ulkustherapeutika ca. 300 Millionen Dollar ausgegeben. Die Umsatzentwicklung von Cimetidin nahm in den folgenden Jahren stürmisch, die der herkömmlichen Ulkustherapeutika (z. B. Antazida, Anticholinergika etc.) nur gering zu. 1981 ergab sich folgendes Bild: Der Markt hatte

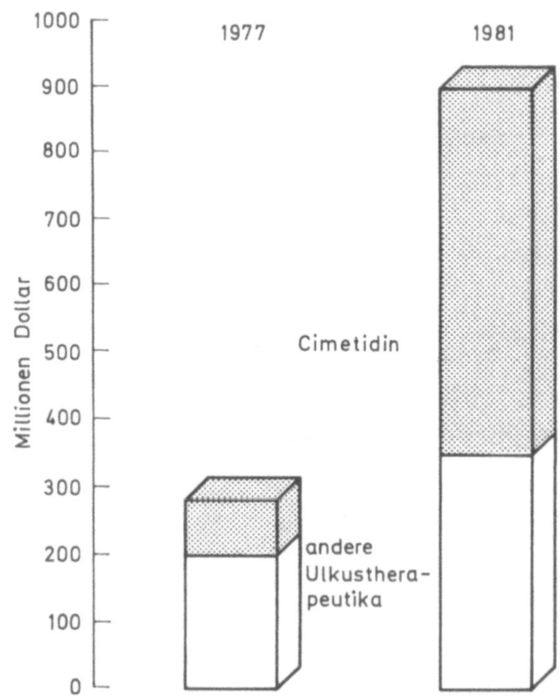

Abb. 5 Umsatzentwicklung von Cimetidin (Tagamet[R]) und anderen Ulkustherapeutika

sich auf ca. 900 Millionen Dollar ausgeweitet, wobei nahezu ⅔ auf Cimetidin entfielen (Abb. 5).

Histamin-H_2-Rezeptor-Antagonisten (Cimetidin, Ranitidin) gehören heutzutage zu den umsatzstärksten Arzneimittelgruppen überhaupt: sie rangierten 1984 hinter den nichtsteroidalen Antirheumatika mit einem Gesamtumsatz von 1,2 Milliarden Dollar bereits an vierter Stelle. Dies ist bemerkenswert, da man bislang nur über 3 Vertreter dieses Wirkprinzips verfügen kann (Abb. 6).

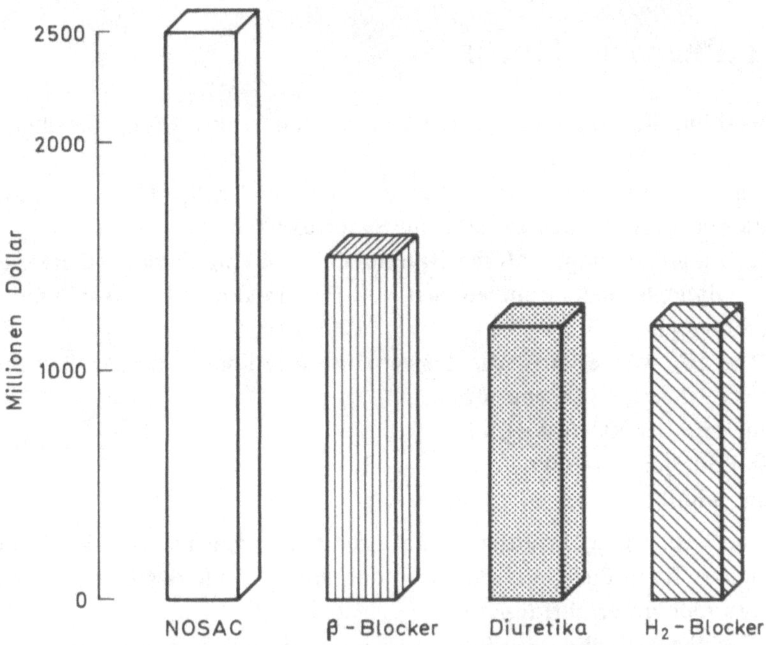

Abb. 6 Rangliste der umsatzstärksten Arzneimittelgruppen weltweit 1984

3. Pharmakologisches Profil

3.1 Pharmakokinetik

Resorption, Plasmakonzentrationen und Elimination von H_2-Blockern

Cimetidin, Ranitidin und **Famotidin** werden relativ rasch aus dem Magen-Darm-Trakt resorbiert.

● Ihre **Bio-Verfügbarkeit** liegt zwischen 40 und 80%. Plasma-Gipfelkonzentrationen werden nach ca. 90 Minuten erreicht.

● 200 mg Cimetidin, 150 mg Ranitidin bzw. 40 mg Famotidin erzeugen mittlere **Gipfelplasmakonzentrationen** von 700–1500 ng/ml, 400–600 ng/ml, bzw. 60–80 ng/ml.

● **Die IC_{50}-Werte,** d. h. die Plasmakonzentrationen, die die Säuresekretion um 50% hemmen, liegen für
Cimetidin bei 500–600 ng/ml,
Ranitidin bei 100–200 ng/ml,
Famotidin bei ca. 20–30 ng/ml.

Diese Plasmaspiegel werden im Falle des Cimetidins nach ca. 3–4 Stunden, im Falle des Ranitidins nach ca. 8 Stunden und im Falle des Famotidins nach ca. 10 Stunden unterschritten.

● Die **Plasmahalbwertszeiten** von Cimetidin und Ranitidin betragen ca. 2,5 Stunden und von Famotidin ca. 3,5 Stunden.

● **Die Eiweißbindung** aller drei H_2-Rezeptor-Antagonisten ist vernachlässigbar gering.

● Alle drei H_2-Blocker werden überwiegend **renal eliminiert:** 50–70% von Cimetidin, bis zu 50% von Ranitidin und ca. 50% von Famotidin werden unverändert im Urin gefunden.

Wegen der im Vordergrund stehenden renalen Elimination muß bei eingeschränkter Nierenfunktion (Kreatinin >3,0 mg %) eine Dosisanpassung aller drei H_2-Rezeptor-Antagonisten erfolgen.
Die Cimetidin-Dosis liegt dann bei 400–600 mg/Tag,
die Ranitidin-Dosis bei 150 mg/Tag,
die Famotidin-Dosis bei 20 mg/Tag.

● Bei chronischen **Hämodialysepatienten** empfiehlt sich die Gabe von H_2-Rezeptor-Antagonisten nach stattgehabter Dialyse (Tabelle 2).

Tabelle 2 Pharmakologisches Profil von Cimetidin, Ranitidin und Famotidin

	Cimetidin	Ranitidin	Famotidin
Bioverfügbarkeit	60–80%	50–60%	40–45%
Eliminationshalbwertszeit	~ 2 Std.	~ 2 Std.	~ 3 Std.
Plasmaspiegel für 50%ige Säurehemmung (IC_{50})	500–600 ng/ml	100–200 ng/ml	20–30 ng/ml
Säurehemmung über 24 Stunden	~ 48%	~ 70%	~ 70%
Renale Elimination (unverändert) (nach oraler Gabe)	50%	~ 50%	~ 50%

3.2 Hemmtyp

Die klinisch eingesetzten H_2-Blocker hemmen kompetitiv die Histamin-H_2-Wirkung

In zahlreichen in vivo und in vitro Modellen erwiesen sich die drei H_2-Rezeptor-Antagonisten als **kompetitive Hemmstoffe an H_2-Rezeptoren.** Zum Nachweis dieses Hemmverhaltens eignen sich beispielsweise die Bestimmungen der menschlichen Säuresekretion unter steigenden Histamin-Dosen in An- und Abwesenheit der H_2-Rezeptor-Antagonisten. Ähnliche Schlußfolgerungen können jedoch auch aus Untersuchungen an isolierten Gewebspräparationen gewonnen werden. Dazu eignen sich einmal die Bestimmung der Adenylatzyklase-Aktivität in Biopsiematerial aus menschlicher Korpus-Schleimhaut sowie isolierte Drüsenpräparationen verschiedener Versuchstiere. Am letzteren Modell kann der Säuresekretionsvorgang mit Hilfe der Markersubstanz Aminopyrin verfolgt werden. Die unter dem Einfluß steigender Histamin-Konzentrationen in die Parietalzelle aufgenommene Aminopyrinmenge spiegelt die Säuresekretionsleistung wieder.

- Wie in Abb. 7 zu erkennen ist, führten steigende Dosen von Histamin und Pentagastrin zu einer dosisabhängigen **Zunahme** der menschlichen *Säuresekretion*.
- Die Zugabe von **Ranitidin** verschiebt die Dosis-Wirkungsbeziehung von Histamin in paralleler Weise nach rechts. Dies entspricht einem kompetitiven Hemmtyp. Auch die pentagastrinstimulierte Säuresekretion wird durch Ranitidin gehemmt, im letzteren Fall ist die Hemmung nicht kompetitiv.

An isolierten Fundusdrüsen des Kaninchens wurde ebenfalls die histaminstimulierte Dosis-Wirkungskurve nach 45minütiger Präinkubation mit Famotidin in paralleler Form nach rechts verschoben (Abb. 8). Auch dies weist auf ein kompetitives Hemmverhalten hin. Für alle drei H_2-Rezeptor-Antagonisten konnte darüberhinaus die relativ rasche Reversibilität der Hemmwirkung gezeigt werden.

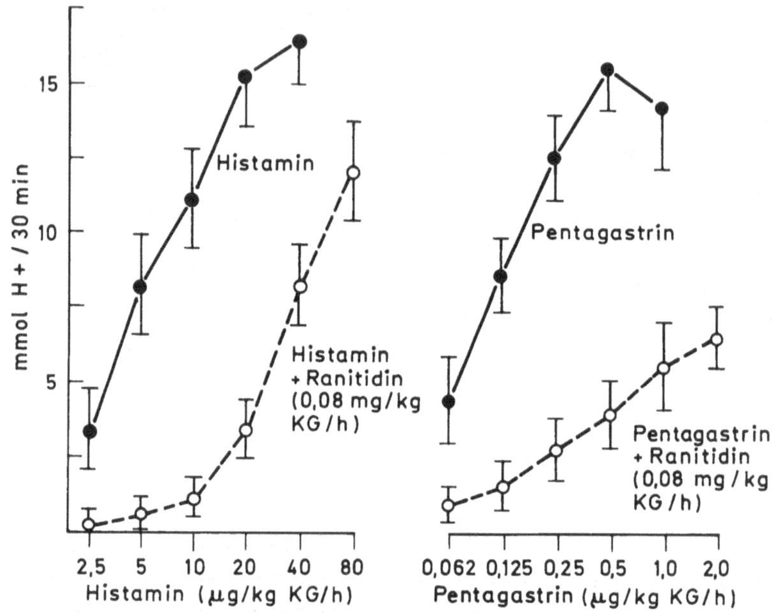

Abb. 7 Einfluß von i. v. Ranitidin auf die Histamin (linke Seite der Abbildung) – und Pentagastrin (rechte Seite der Abbildung) – stimulierte menschliche Säuresekretion. Die Dosis des H_2-Blockers war konstant und betrug 0,08 mg/kg KG/Std. (nach Sewing et al., 1981).

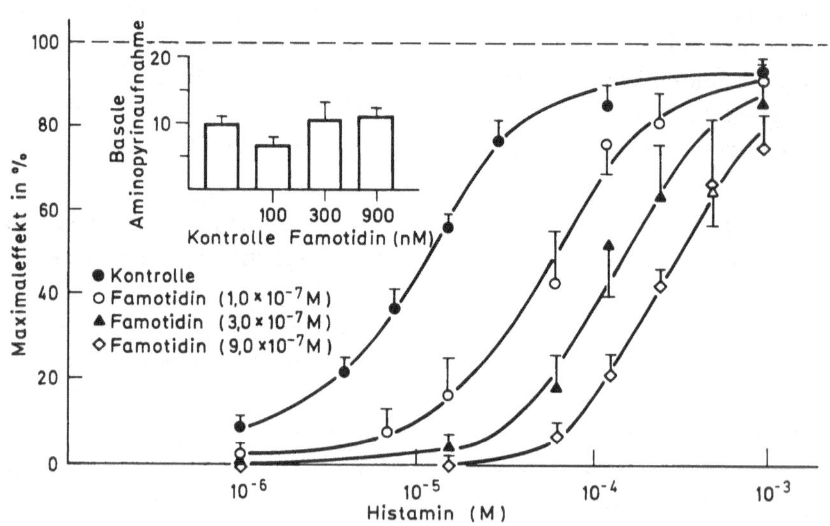

Abb. 8 Kompetitives Hemmverhalten von Famotidin gegenüber Histamin. Untersuchungen zur Aminopyrinakkumulation isolierter Fundusdrüsen des Kaninchens. Die Säulengraphik zeigt die Wirkung steigender Dosen von Famotidin auf die basale Aminopyrinaufnahme (nach Shepherd-Rose, Pendleton, 1984).

3.3 Antisekretorische Aktivität

3.3.1 Methodik

Säuresekretionsmessungen

● **Intragastrale Aziditätsmessungen:** Durch die Bestimmung der **H^+-Aktivität** des Magensaftes über 24 Stunden können Wirkstärke und Wirkdauer antisekretorischer Substanzen, besonders auch in den Nachtstunden zuverlässig abgeschätzt werden. Derartige Untersuchungen werden an gesunden Freiwilligen oder an Patienten mit inaktiver Ulcus duodeni-Erkrankung durchgeführt.

An jedem Versuchstag müssen Studienablauf, Ernährung und äußere Bedingungen identisch sein. Frühstück, Mittagessen, Abendessen und Zwischenmahlzeiten müssen zu festgesetzten Zeitpunkten eingenommen werden. Über die gesamte Versuchsperiode werden in stündlichen Abständen 5–10 ml Magensaft über eine nasogastrale Sonde aspiriert. Der pH-Wert der Proben wird mit einer Glaselektrode und einem pH-Meter bestimmt und als H^+-Aktivität in mmol H^+/L umgerechnet (Abb. 9).

● **Basale und pentagastrin-stimulierte Säuresekretion:** Die Bestimmung der basalen und pentagastrin-stimulierten Säureresektion hat sich ebenfalls zur Abschätzung der antisekretorischen Wirksamkeit von Histamin H_2-Rezeptor-Antagonisten bewährt.

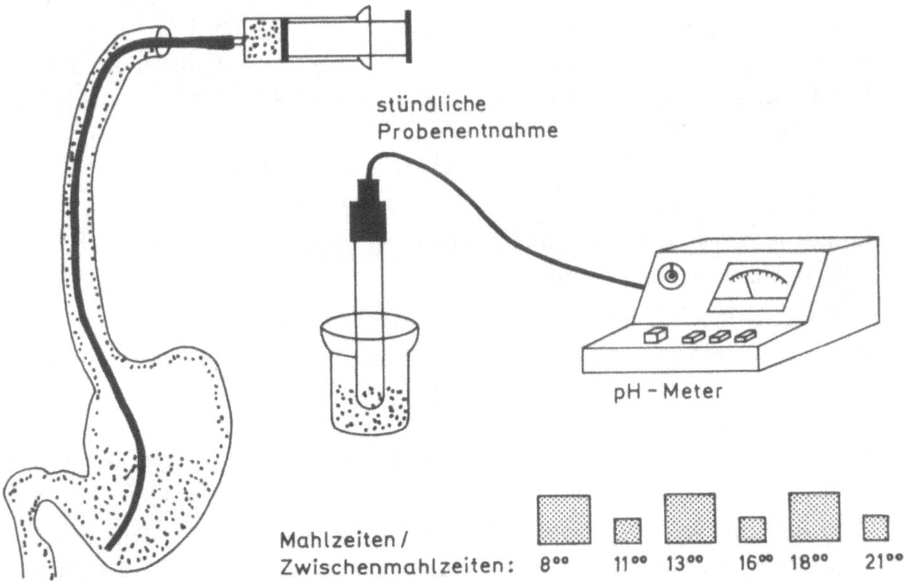

Abb. 9 Schematische Darstellung der Methode zur Bestimmung der 24stündigen intragastralen Azidität beim Menschen

In der Regel wird so vorgegangen, daß nach einer 12stündigen nächtlichen Fastenperiode Probanden bzw. Patienten mit inaktiver Ulcus duodeni-Erkrankung eine Magensonde gelegt wird. Nach Absaugen des Nüchternsekretes wird über 60 Minuten Magensaft in 15-Minuten-Fraktionen entnommen (Basalsekretion). Anschließend wird über weitere 60–90 Minuten Pentagastrin in Dosierungen von 0,6–1,5 µg/kg/KG/Std. kontinuierlich infundiert.

Unter 1,5 µg/kg/KG/Std. wird die menschliche Säuresekretion nahezu maximal stimuliert. Der Magensaft wird wiederum in vier 15minütigen Fraktionen gesammelt, die Volumensekretion gemessen und H^+-Ionen-Konzentration durch Titration mit 0,1 normaler NaOH auf pH 7,0 bestimmt. Die H_2-Blocker werden in definierten Zeitabständen vor Versuchsbeginn verabreicht.

Als weitere Testverfahren eignen sich die Messung der **nahrungsstimulierten** sowie der durch einen **Scheinfütterungsreiz** induzierbaren Säuresekretion.

3.3.2 24stündige intragastrale Azidität

● Unter den genannten Säuresekretionsanalysen verdient die Messung der **24stündigen intragastralen Azidität** wegen ihrer hohen Aussagefähigkeit besondere Beachtung.

Hier kann das Säurespiel unter nahezu physiologischen Bedingungen bei Tag und Nacht beobachtet werden. Für alle drei H_2-Blocker, wurden derartige Messungen von verschiedenen Arbeitsgruppen durchgeführt.

► Cimetidin wurde zunächst in der 4× täglichen Dosierung (Europa 3×200 mg/tgl. und 1×400 mg zur Nacht, USA 4×300 mg/tgl.) in die Ulkus-Therapie eingeführt.

► Für Ranitidin wurde eine 2× tgl. Gabe à 150 mg empfohlen.

1000 mg Cimetidin versus 300 mg Ranitidin

Werden 1000 mg Cimetidin tgl. direkt mit 2×150 mg Ranitidin tgl. bei Patienten mit inaktiver Ulcus duodeni-Erkrankung verglichen, so ergibt sich das in Abb. 10 wiedergebene Aziditätsprofil.

● **Beide H_2-Blocker unterdrücken die Säuresekretion bei Tag und Nacht.**

● Mit **Ranitidin** ist eine stärkere Hemmung der H^+-Aktivität zu erreichen. Dies gilt auch für die Nachtperiode (24–7 Uhr).

● Unter **Cimetidin** betrug die Reduktion der 24stündigen H^+-Aktivität ca. 45–50%, während unter Ranitidin eine 70%ige Säuredrosselung beobachtet wurde (vgl. auch Abb. 11).

Einmal abendliche Gabe von H_2-Blockern

Verabreicht man die H_2-Blocker-Tagesdosis (800 mg Cimetidin, 300 mg Ranitidin, 40 mg Famotidin) ausschließlich am Abend (nach 19 Uhr), dann wird besonders die nächtliche H^+-Aktivität zwischen 23–7 Uhr vermindert (Abb. 12). So betrug die Hemmung der nächtlichen H^+-Aktivität

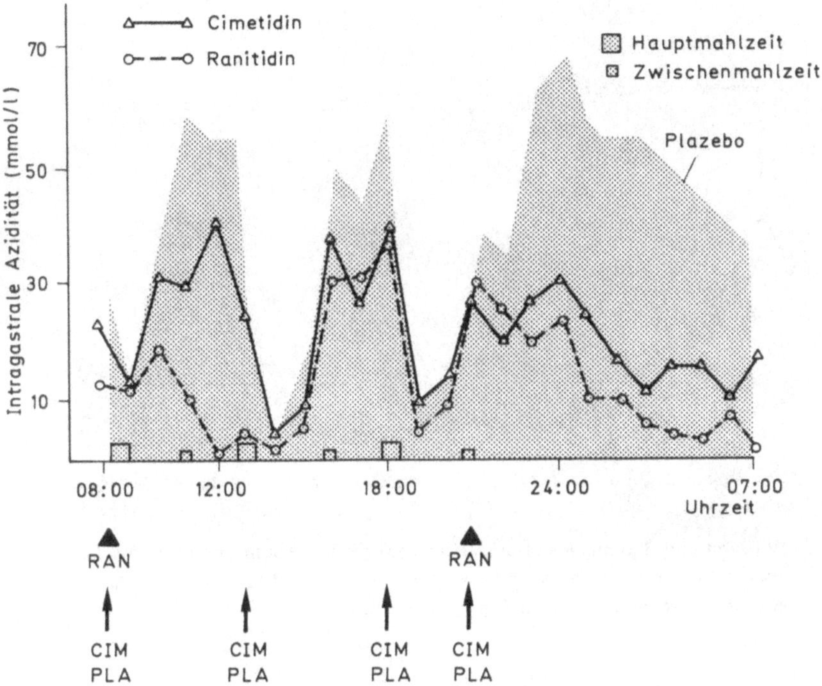

Abb. 10 Wirkung von 2×150 mg Ranitidin p. o., 5×200 mg Cimetidin p. o. bzw. Placebo auf die intragastrale Azidität über 24 Stunden bei Patienten mit inaktiver Ulcus duodeni-Erkrankung (n=10) (nach Walt et al., 1981)

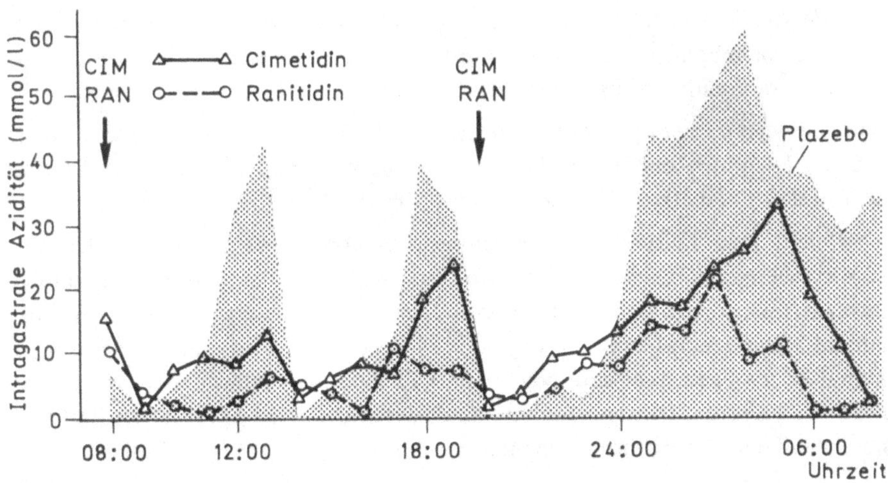

Abb. 11 Wirkung von 2×150 mg Ranitidin p. o., 2×400 mg Cimetidin p. o. bzw. Placebo auf die intragastrale Azidität über 24 Stunden bei gesunden Freiwilligen (n=8) (nach Dammann et al., 1983)

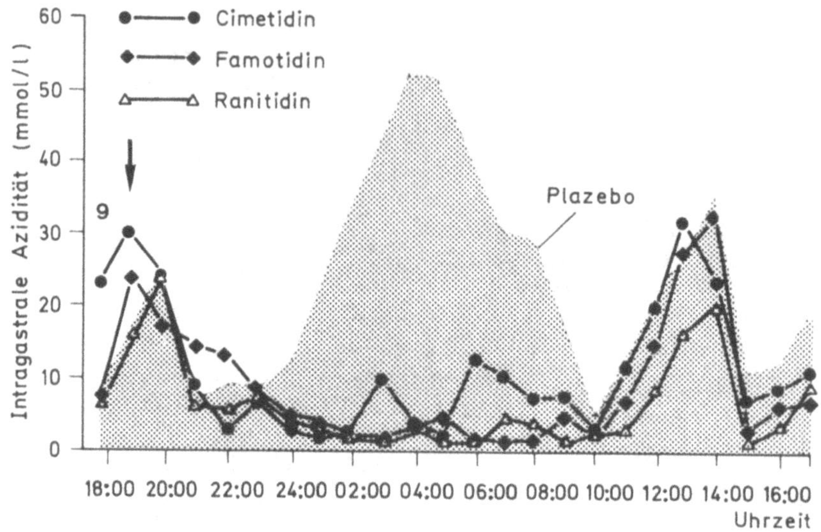

Abb. 12 Wirkung von 300 mg Ranitidin nocte, 800 mg Cimetidin nocte, 40 mg Famotidin nocte (19^{00}) bzw. Placebo auf die intragastrale Azidität über 24 Stunden bei 8 gesunden Freiwilligen (nach Dammann et al., 1984)

unter 800 mg Cimetidin zwischen 70 und 80%,
unter 300 mg Ranitidin und
unter 40 mg Famotidin zwischen 80 und 95%.

Ranitidin und Famotidin, nicht aber Cimetidin wirkten noch in den folgenden Tag hinein: So wurde die H^+-Aktivität zwischen 8 Uhr und 12 Uhr morgens um ca. 25% gehemmt. In den Nachmittagsstunden war keine antisekretorische Aktivität bei beiden Substanzen zu erkennen.

Ähnlich wie Cimetidin verhielten sich auch 600 mg Etintidin nocte sowie 300 mg Nizatidin nocte, die beide ausschließlich die intragastrale Azidität während der Nachtstunden reduzierten (Tab. 3).

Vergleicht man diese neue Dosierungsform von H_2-Blockern mit der herkömmlichen 2× täglichen Verabreichung, dann zeigt sich, daß die 24stündige intragastrale Gesamtazidität in identischem Ausmaß gehemmt wird. Bei der einmal abendlichen Gabe der Tagesdosis liegt der Schwerpunkt der Säurehemmung überwiegend in den Nachtstunden. Dies ist wünschenswert, da die nächtliche Säuresekretion zunehmend als der wichtigste Faktor in der Pathogenese des Ulcus pepticum angesehen wird.

Tabelle 3 Prozentuale Hemmung der intragastralen Azidität durch H_2-Blocker bei einmal abendlicher Verabreichung. Ergebnisse von 10 gesunden Probanden.

	Nacht (23.00–7.00)	Tag (8.00–22.00)
Famotidin 40 mg nocte	89%	27%
Ranitidin 300 mg nocte	95%	25%
Cimetidin 800 mg nocte	67%	0%
Etintidin 600 mg nocte	84%	0%
Nizatidin 300 mg nocte	79%	0%

3.3.3 Pentagastrin Stimulations-Teste

Wirkdauer von H_2-Blockern

Die Begrenzung der Wirkdauer der Tagesdosis von H_2-Blockern auf maximal 8–14 Stunden geht auch aus Pentagastrin-Stimulationstesten hervor.

Wie aus Abbildung 13 zu erkennen ist, war beispielsweise die basale Säuresekretion 8 Stunden nach Einnahme von 800 mg Cimetidin, 300 mg Ranitidin und 600 mg Etintidin (um 22 Uhr gegeben) zwischen 70% und 83% gehemmt. Auf die pentagastrinstimulierte Säuresekretion, 9 Stunden nach Medikamenteneinnahme, ließ sich jedoch nur für 300 mg Ranitidin nocte, nicht aber für Etintidin und Cimetidin ein Hemmeffekt nachweisen.

Aus Abbildung 14 geht hervor, daß 300 mg Ranitidin nocte und 40 mg Famotidin nocte eine längere antisekretorische Wirkdauer aufweisen. So wurde die basale Säuresekretion 12 Stunden nach Einnahme beider Medikamente um ca. 75% gehemmt. Die pentagastrin-stimulierte Säuresekretion war 13 Stunden nach Einnahme beider Testmedikamente noch um ca. 25% inhibiert. 8 Stunden später ließ sich kein Effekt auf die pentagastrin-stimulierte Säuresekretion durch 300 mg Ranitidin nocte bzw. 40 mg Famotidin nocte nachweisen.
Unter einer 28tägigen Gabe von 300 mg Ranitidin nocte, 40 mg Famotidin nocte, 600 mg Etintidin nocte kam es zu keiner Wirkakkumulation bzw. nach Absetzen zu keiner reaktiven Hyperazidität (Abb. 15).

Säurewerte 8 bzw. 9 Stunden nach Medikamenteneinnahme (n=8)

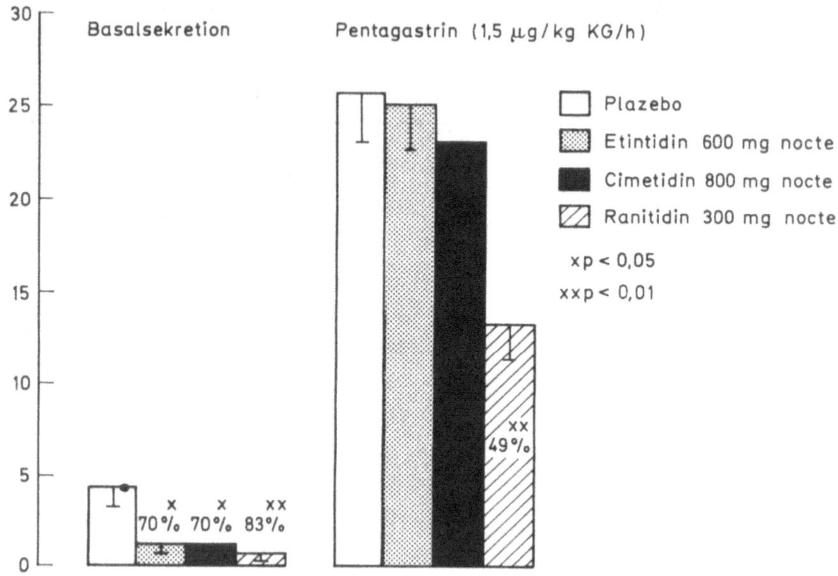

Schlußfolgerung

Therapeutische Dosen von Ranitidin und Famotidin hemmen die 24stündige intragastrale Azidität unter normalen Ernährungsbedingungen signifikant stärker als Cimetidin, Etintidin und Nizatidin.

Die Hemmung beträgt unter **Ranitidin** und **Famotidin** ca. 65–70%, während sie unter **Cimetidin, Etintidin und Nizatidin** zwischen 40 und 50% liegt.

Die Gabe der Tagesdosis von H_2-Blockern am Abend führt zu einer vergleichbaren Reduktion der 24stündigen intragastralen Azidität wie die 2× tägliche Verabreichung.

▶ Bei abendlicher Einmalgabe liegt verständlicherweise der Schwerpunkt der Säurehemmung in **den Nachtstunden.** Das physiologische Säurespiel tagsüber bleibt weitgehend unbeeinflußt (Abb. 16).

Es bleibt abzuwarten, ob eine vollständige Unterdrückung der Säuresekretion bei Tag und Nacht, wie dies erstmals mit dem Protonenpumpenhemmer Omeprazol sowie mit höheren Ranitidin-Dosen (2×300 mg/tgl.) möglich ist, für bestimmte Patientengruppen bzw. Krankheitsbilder klinische Vorteile bringt.

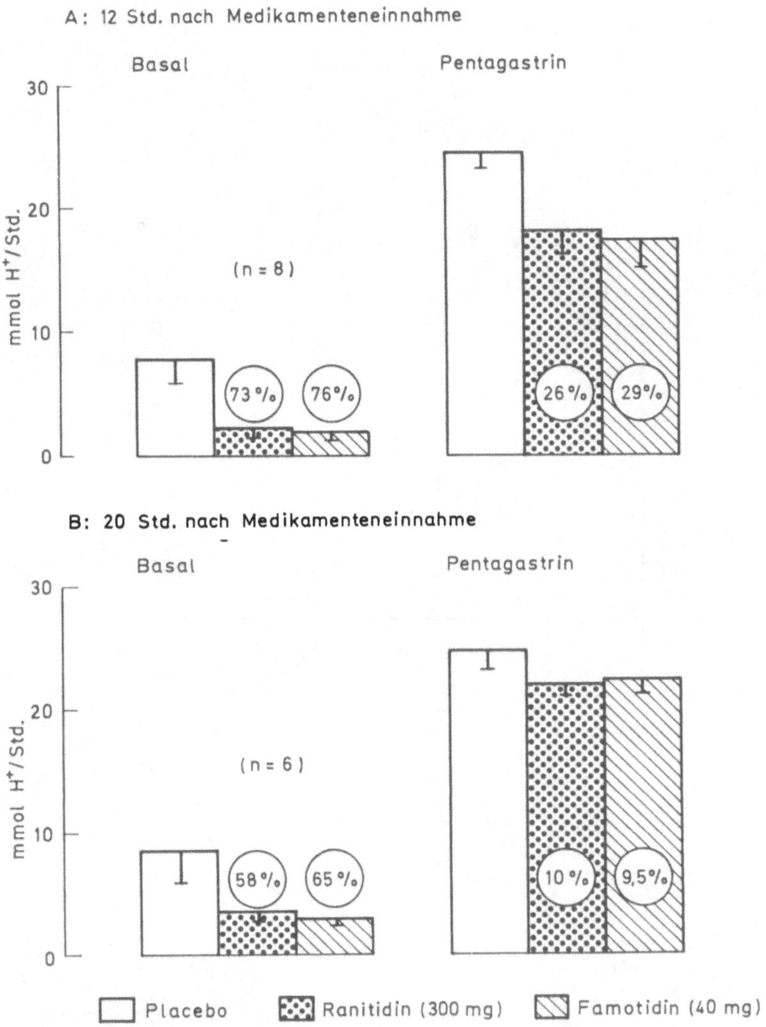

Abb. 14 Basale und pentagastrin-stimulierte Säuresekretion 12 und 20 Stunden bzw. 13 und 21 Stunden nach einmaliger oraler Gabe von 300 mg Ranitidin, 40 mg Famotidin bzw. Placebo bei gesunden Patienten ($\bar{x} \pm$ SEM)

3.3.4 Säuresekretionshemmung bei Rauchern

Ulcera duodeni heilen bei Rauchern unter H_2-Blockern langsamer ab als bei Nichtrauchern. Auch sollen die Rezidivraten bei Rauchern unter einer kontinuierlichen Langzeitbehandlung höher liegen. Eine mögliche Ursache hierfür könnte sein, daß die Hemmwirkung von H_2-Blockern auf die nächtliche Säuresekretion bei Rauchern abgeschwächt ist.

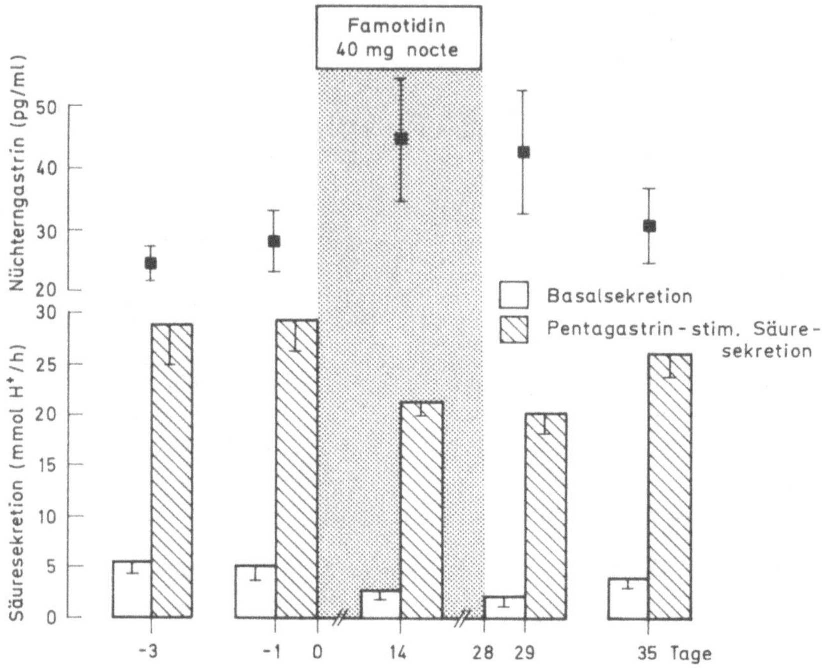

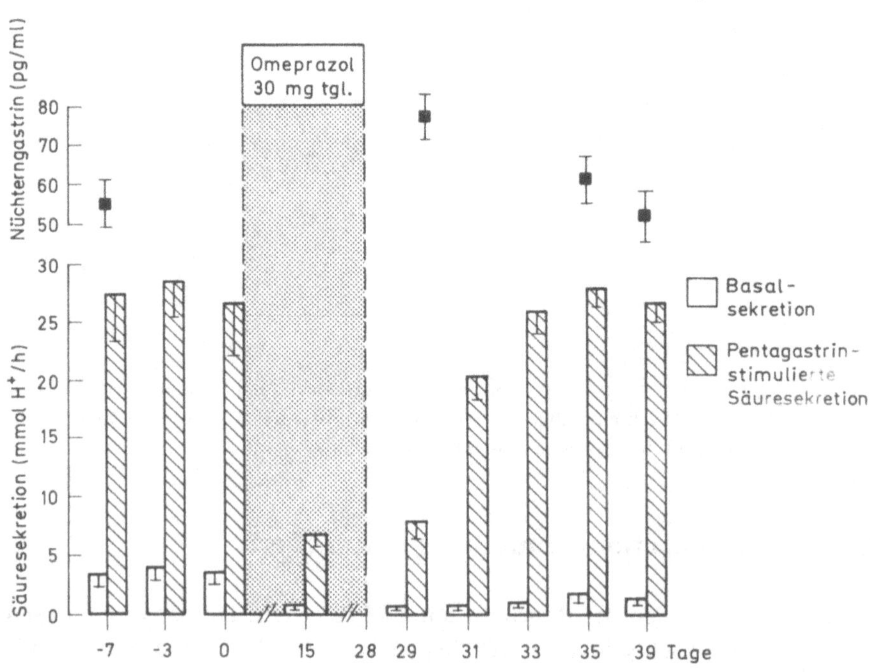

Abb. 15 Säuresekretion und Nüchterngastrinwerte vor, während und nach einer 28tägigen Famotidin (40 mg nocte) – bzw. Omeprazolgabe 30mg tgl.) bei 8 gesunden Probanden. Mittelwerte ± SEM sind angegeben.

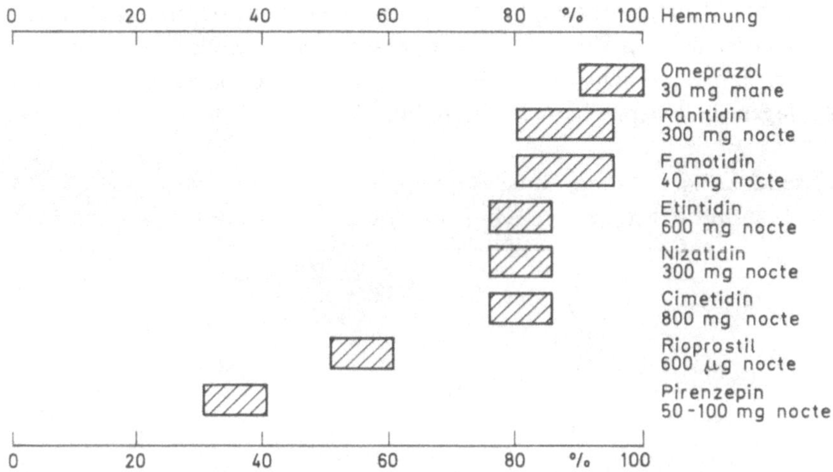

Abb. 16 Hemmung der nächtlichen intragastralen Azidität durch antisekretorische Substanzen bei einmal täglicher Verabreichung. Eine Zusammenstellung.

Reduzierte Hemmwirkung von H_2-Blockern bei Rauchern

In eigenen Säuresekretions-Studien konnten diese Befunde bestätigt und erweitert werden. Die Untersuchung wurde an gesunden Probanden mit langjähriger Raucher-Anamnese durchgeführt. An drei Tagen mußten die Probanden insgesamt 20 Filterzigaretten mit einem Nikotingehalt von 0,8 mg inhalieren: 12 Zigaretten zwischen 8 und 18 Uhr und 8 zwischen 18 und 24 Uhr. Während der gleichlangen Kontrollperiode durfte nicht geraucht werden.

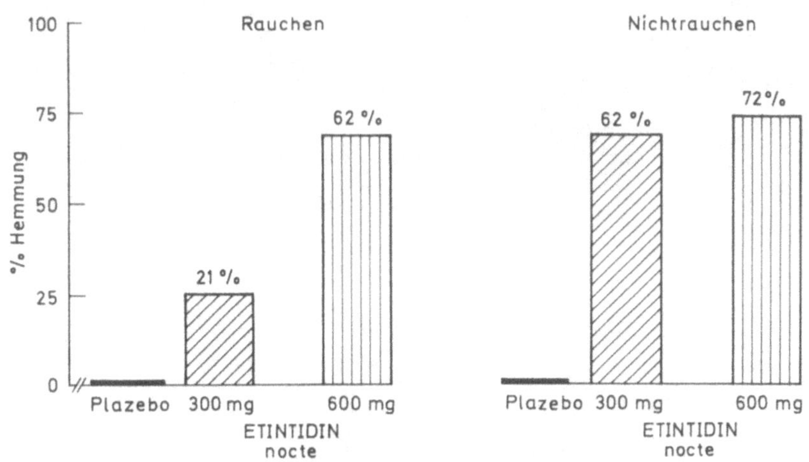

Abb. 17 Einfluß von Rauchen auf die antisekretorische Wirkstärke eines H_2-Blockers während der Nachtstunden (nach Dammann et al., 1986)

Wie aus Abb. 17 zu ersehen ist, lag die mittlere Hemmung der nächtlichen H^+-Aktivität unter 300 mg Etintidin, wenn geraucht wurde, bei 21% gegenüber 61%, wenn nicht geraucht wurde. Wurde die Etintidindosis auf 600 mg nocte erhöht, lagen die entsprechenden Werte bei 62% bzw. 72%.

Dies bedeutet, daß die bei Rauchern verminderte Hemmwirkung eines H_2-Blockers durch Verdoppelung der Dosis wieder überspielt werden kann.

4. Interaktionen

Bei gleichzeitiger Einnahme von H_2-Blockern und anderen Medikamenten kann es bei der Resorption, Verteilung und Elimination zu unerwünschten Arzneimittel-Interaktionen kommen. Da H_2-Antagonisten zu den am häufigsten eingesetzten Pharmaka gehören, ist die Kenntnis dieser Interaktionsmöglichkeiten von besonderer Bedeutung.

4.1 Resorptionsebene

Verändertes Resorptionsverhalten

H_2-Blocker hemmen die Magensäuresekretion und erhöhen somit den intragastralen pH-Wert. Dadurch können Pharmaka in ihrer Resorption beeinflußt werden, die im sauren Magenmilieu vorwiegend in undissoziierter Form resorbiert werden. Auf Resorptionsebene dürften prinzipiell keine Unterschiede zwischen den verschiedenen H_2-Rezeptor-Antagonisten bestehen. Für das Antimykotikum Ketoconazol ließ sich eine klinisch relevante und vom gastralen pH-Wert abhängige Verminderung der Bioverfügbarkeit unter gleichzeitiger Cimetidingabe sichern. Ob die unter Ranitidin erhöht gefundene Bioverfügbarkeit von Midazolam durch diesen Mechanismus verursacht wird, muß derzeit offen bleiben.
Für andere Pharmaka, wie Azetylsalicylsäure, Prednisolon, Tetracyclin, Benzylpenicillin, Ampicillin, etc., ist eine Interaktion auf Resorptionsebene nicht belegt. Komedikation von Cimetidin mit Chlorpromazin bzw. Indometazin senkt die Plasmaspiegel beider Medikamente, ohne daß es im letzteren Falle zu einer Änderung der antiphlogistischen Wirksamkeit kommt (Tab. 4+5).

Die **Bioverfügbarkeit** von **H_2-Blockern** kann durch gleichzeitige Einnahme von Antazida bzw. Anticholinergica vermindert oder erhöht werden.

Allerdings sind die bisher publizierten Ergebnisse keineswegs einheitlich. Wenn erforderlich, dann sollten H_2-Blocker und Antazida zu unterschiedlichen Zeitpunkten eingenommen werden.

Tabelle 4 Interaktionspotential von H_2-Rezeptorantagonisten (z. B. Cimetidin, Ranitidin, Famotidin (nach Klotz)

A	B	C
erhöhen pH-Wert im Magen auf 3–5	werden u. a. durch aktive tubuläre Sekretion ausgeschieden	werden mit unterschiedlicher Affinität an das Cytochrom P 450-System gebunden
↓	↓	↓
veränderte Resorbierbarkeit bzw. Säurestabilität	kompetitiver „Wettstreit“ um Transportsysteme für Basen	Blockade des Co-Enzyms für den Arzneistoffwechsel

Tabelle 5 H_2-Blocker-induzierte pH-Erhöhung im Magen (nach Klotz)

H_2-Blocker-induzierte pH-Erhöhung im Magen bewirkt:

↙	↓	↘
bei schwach basischen Arzneimitteln	bei schwach sauren Arzneimitteln	bei säurelabilen Arzneimitteln
↓	↓	↓
Ionisation ↓ Löslichkeit ↓ → Resorption	Ionisation ↑ ↓ Löslichkeit ↑ → Resorption ↑	Resorption ↑
Tetracycline (30–40% ↓) Ketoconazol (65% ↓) (Nizoral®)	Aspirin®/Salicylate ↑ Midazolam (66% ↑) (Dormicum®)	Penicilline (?)

4.2 Hepatische Elimination

H_2-Blocker und mikrosomales Enzymsystem der Leber

In vitro-Studien mit Lebermikrosomen haben ergeben, daß in Abhängigkeit der Struktur von H_2-Blockern eine unterschiedliche Affinität zum Zytochrom P 450, einem essentiellen Koenzym des Medikamentenabbaus, besteht.

Der Imidazolring von Cimetidin scheint für die Bindung an das Zytochrom P 450 eine besondere Bedeutung zu besitzen, da auch die Vorläufersubstanz Metiamid und das Etintidin, beides substituierte Imidazolderivate, den Arzneimetabolismus hemmen. Nach neueren Vorstellungen bindet sich sowohl der Imidazolring als auch die Zyanoguanidin-Seitenkette als Ligand an das Hämmolekül des Zytochromkomplexes (Abb. 18).

Während **Cimetidin** durch eine Anlagerung an das Zytochrom P 450 den Abbau anderer Medikamente zumindest teilweise „blockiert“, haben **Raniti-**

din und **Famotidin** eine nur sehr gering ausgeprägte Affinität zu diesem wichtigen Koenzym. Es ist deshalb nicht verwunderlich, daß Cimetidin die hepatische Elimination zahlreicher Medikamente um ca. 30–50% inhibiert, während Ranitidin und Famotidin in therapeutischen Dosen dieses Interaktionspotential nicht aufweisen.

Resultat dieser Abbauhemmung sind erhöhte Plasmakonzentrationen der betroffenen Medikamente bei gleichzeitiger **Cimetidingabe.**

Der Hemmeffekt von Cimetidin auf den oxidativen Arzneimittel-Metabolismus (sog. Phase 1-Reaktion) ist dosisabhängig und nach vorheriger Enzyminduktion, beispielsweise durch Rifampizin, ausgeprägter. Er ist unabhängig von der Dauer der Cimetidin-Behandlung und vergleichbar stark bei älteren und jüngeren Personen ausgeprägt.

Hinweise auf bedeutsame Wechselwirkungen zwischen H_2-Antagonisten und sog. Phase-2-Reaktionen, wie z. B. Kopplung mit Glukuronsäure etc., zeigten sich bisher nicht.

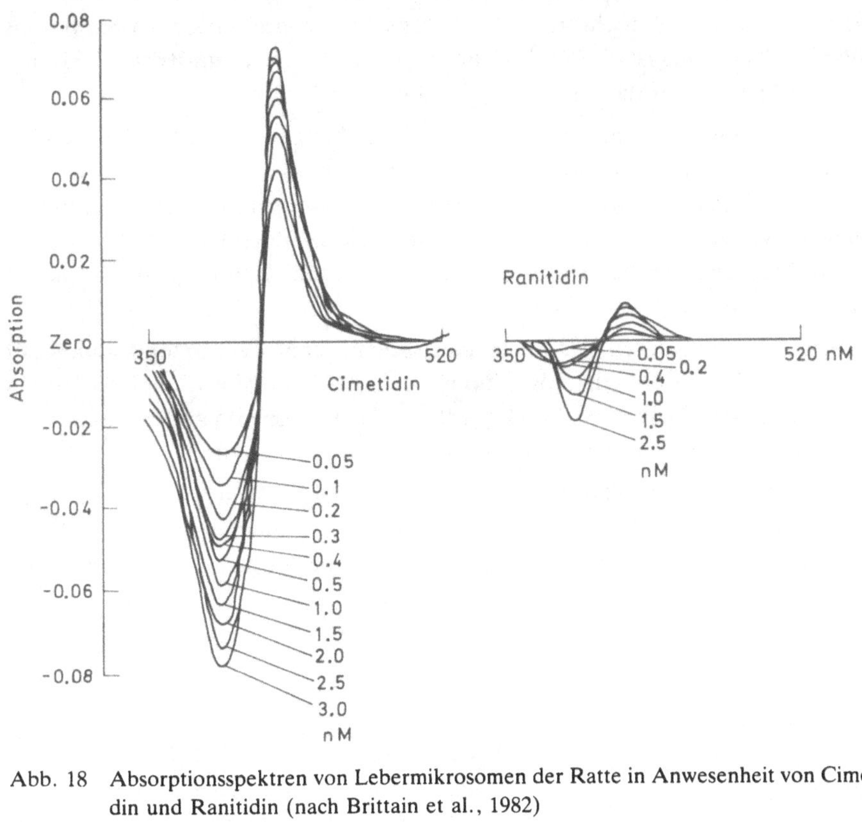

Abb. 18 Absorptionsspektren von Lebermikrosomen der Ratte in Anwesenheit von Cimetidin und Ranitidin (nach Brittain et al., 1982)

Der hemmende Effekt von Cimetidin wird tierexperimentell genutzt, hepatotoxische Effekte bestimmter Substanzen, wie z. B. Kokaintetrachlorid und Parazetamol zu reduzieren. Diese Substanzen werden durch das Zytochrom P 450-haltige Oxygenasensystem erst in toxische Metabolite übergeführt (sogen. „Giftung").

Ob **Cimetidin** jedoch mit Erfolg bei Patienten eingesetzt werden kann, die in suizidaler Absicht bzw. akzidentell eine Überdosis an Parazetamol etc. eingenommen haben, ist nicht bekannt.

Effekt auf die Leberdurchblutung?

Strittig ist, inwieweit H_2-Blocker die Leberdurchblutung vermindern. Dieser Effekt könnte bei Medikamenten von Bedeutung sein, die überwiegend hepatisch eliminiert werden, wie z. B. Lidocain und Propanolol. Ein Grund für die divergenten Befunde liegt darin, daß im Rahmen klinisch-pharmakologischer Studien meist indirekte, d. h. nicht-invasive Methoden zur Bestimmung der Leberdurchblutung angewandt wurden.

Der Abbau sog. „hepatic high clearance drugs" wird jedoch durch Ranitidin und Famotidin nicht verzögert. Dies läßt erkennen, daß der Hemmeffekt von Cimetidin auf das Zytochrom P 450-haltige Oxygenasen-System von weitaus größerer Bedeutung ist als der diskutierte und nach wie vor umstrittene Einfluß von H_2-Blockern auf die Leberdurchblutung.

Obwohl in human-pharmakologischen Untersuchungen für zahlreiche Medikamente Interaktionen bei gleichzeitiger Cimetidin-Gabe beobachtet worden sind, muß eingeräumt werden, daß diese nur in einigen Fällen von klinischer Relevanz waren. Verständlicherweise waren die Medikamente betroffen, die eine geringe therapeutische Breite besitzen, wie z. B. Lidocain, Warfarin und Theophyllinpräparate etc. (Tab. 6).

Im Schrifttum existieren auch einzelne Berichte über evtl. Interaktionen auf hepatischer Ebene zwischen Ranitidin einerseits und Metoprolol, Nifedipin bzw. Theophyllin, andererseits. Diese Befunde konnten von anderen Autorengruppen nicht bestätigt werden.

Erste Beobachtungen weisen darauf hin, daß 300 mg Ranitidin nocte ebenfalls nicht den Arzneimittelmetabolismus in der Leber inhibieren, und daß die Hemmwirkung von 800 mg Cimetidin nocte im Vergleich zu 2×400 mg täglich schwächer ausgeprägt ist.

Tabelle 6 Einfluß von Cimetidin auf die hepatische Elimination (nach Klotz)

gehemmt werden (CL ↓ ≈ 30–50%)		keinen Effekt bei
Acenocoumarol	Metoprolol	Aspirin
Alkohol	Metronidazol	Dapson
Alprazolam	Nifedipin	Dexamethason
Antipyrin	Nitrazepam	Ibuprofen
Carbamazepin	Pethidin	Lorazepam
Chinidin	Phenandion	Misonidazol
Chlordiazepoxid	Phenytoin	Morphin
Chlormethiazol	Procainamid	Nortriptylin
Clobazam	Propranolol	Oxazepam
Coffein	Theophyllin	Paracetamol
Desmethyldiazepam	Triazolam	Penbutolol (13% ↓)
Diazepam	Valproinsäure	Phenprocoumon
Imipramin	Verapamil	Pindolol (23% ↓)
Labetalol	Warfarin	Prednisolon
Lidocain		Temazepam
		Tolbutamid (?)

(CL = systemische Clearance)

4.3 Renale Elimination

Störung der renalen Elimination:
- **Cimetidin ++**
- **Ranitidin +**
- **Famotidin –**

Cimetidin, Ranitidin und Famotidin werden als basische Pharmaka zusätzlich aktiv tubulär sezerniert. Danach sind Störungen dieses renalen Eliminationsweges bei gleichzeitiger Gabe mit anderen basischen Arzneistoffen nicht auszuschließen. Erste Beispiele für derartige Interaktionen waren Befunde über Wechselwirkungen zwischen Procainamid und Cimetidin bzw. Theophyllin und Cimetidin. Die renale Clearance von Procainamid und N-Acetylprocainamid wird durch Cimetidin und Ranitidin reduziert, was zu einer Zunahme der Fläche unter der Plasma-Konzentrations-Zeitkurve (AUC) um ca. 60–80% bzw. 20–30% führt. Die unter Cimetidin und selten auch unter Ranitidin beschriebenen Kreatinin-Erhöhungen dürften über den gleichen Mechanismus verlaufen. Der schwächer ausgeprägte Effekt von Ranitidin erklärt sich durch die niedrige Substanzmenge (300 mg vs. 800 mg). Das im Vergleich zu Ranitidin 8fach niedriger dosierte Famotidin (40 mg) scheint keine Auswirkungen auf dieses renale Transportsystem zu besitzen.

Schlußfolgerungen

Quantitativ im Vordergrund stehen H_2-Blocker/Arzneimittel-Wechselwirkungen, die auf der Hemmung des Zytochrom P 450-abhängigen mischfunktionellen Monooxygenasensystems der Leber beruhen. Rascher Beginn und schnelle Reversibilität nach Absetzen sprechen für ein funktionell-biochemisches Geschehen.

Da zwischen den derzeit verfügbaren H_2-Antagonisten, besonders was diesen Punkt anbelangt, Unterschiede bestehen, sollten bei polymorbiden Patienten, die eine Vielzahl anderer Medikamente gleichzeitig einnehmen, auf H_2-Blocker zurückgegriffen werden, die derartige Störungen der hepatischen Elimination nicht aufweisen.

5. Endokrinium

Hypophysenhormone

Das biogene Amin Histamin kommt in hoher Konzentration im Gehirn vor. Es soll über eine Aktivierung von H_1- und H_2-Rezeptoren u. a. eine Schlüsselrolle in der Freisetzung wichtiger Hypophysenvorderlappen-Hormone spielen.

In der Tat sind für Cimetidin **endokrine Effekte**, insbesondere solche auf den Hypophysenvorderlappen berichtet worden.

Intravenöse Bolusinjektion therapeutischer Dosen von Cimetidin (200 mg und mehr) führen bei Männern ausgeprägter als bei Frauen zu einem signifikanten und kurzfristigen Anstieg der Prolaktinspiegel im Serum. Nach oraler Verabreichung sind derartige Effekte nicht gesichert. Auch wird die Freisetzung der übrigen Hypophysenvorderlappen-Hormone, wie LH, FSH und TSH, durch Cimetidin nicht beeinflußt.

Nach akuter oraler Gabe von bis zu 450 mg Ranitidin bleiben die Plasmaspiegel von Prolaktin, TSH, LH und FSH unbeeinflußt. Dagegen finden sich nach intravenöser Bolusgabe extrem hoher Ranitidindosen (300 mg) kurzfristige Anstiege der basalen Prolaktinspiegel. In therapeutischer Dosierung (50–100 mg i.v.) sind derartige Effekte nicht nachweisbar (Abb. 19).

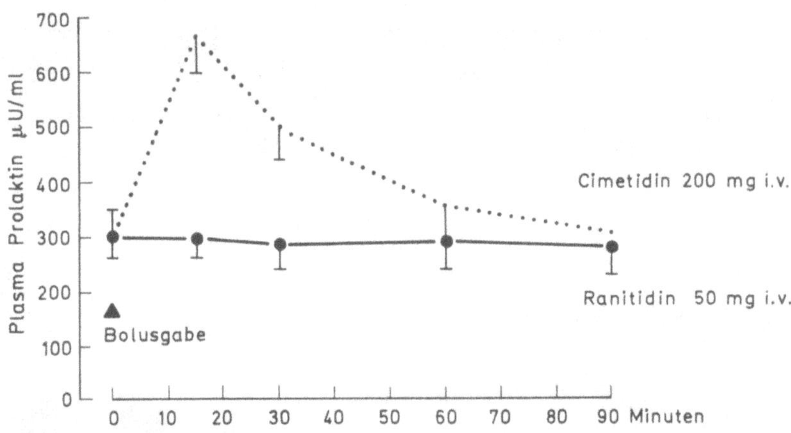

Abb. 19 Einfluß therapeutischer Dosen von i.v. Cimetidin und i.v. Ranitidin auf die Plasma-Prolaktinspiegel

Chronische Gabe von **Ranitidin** bewirkt keine Veränderung der basalen bzw. der durch RH-stimulierten Werte von Prolaktin, Gonadotropin und TSH.

Auch **Famotidin** hat nach akuter (bis zu 120 mg) bzw. chronischer oraler Verabreichung keine Auswirkung auf das Hypophysenvorderlappen-System (Abb. 20). Nach i.v. Gabe von 20 mg Famotidin bleiben die Basalspiegel von Prolaktin und anderen hypophysären Vorderlappen-Hormone unverändert.

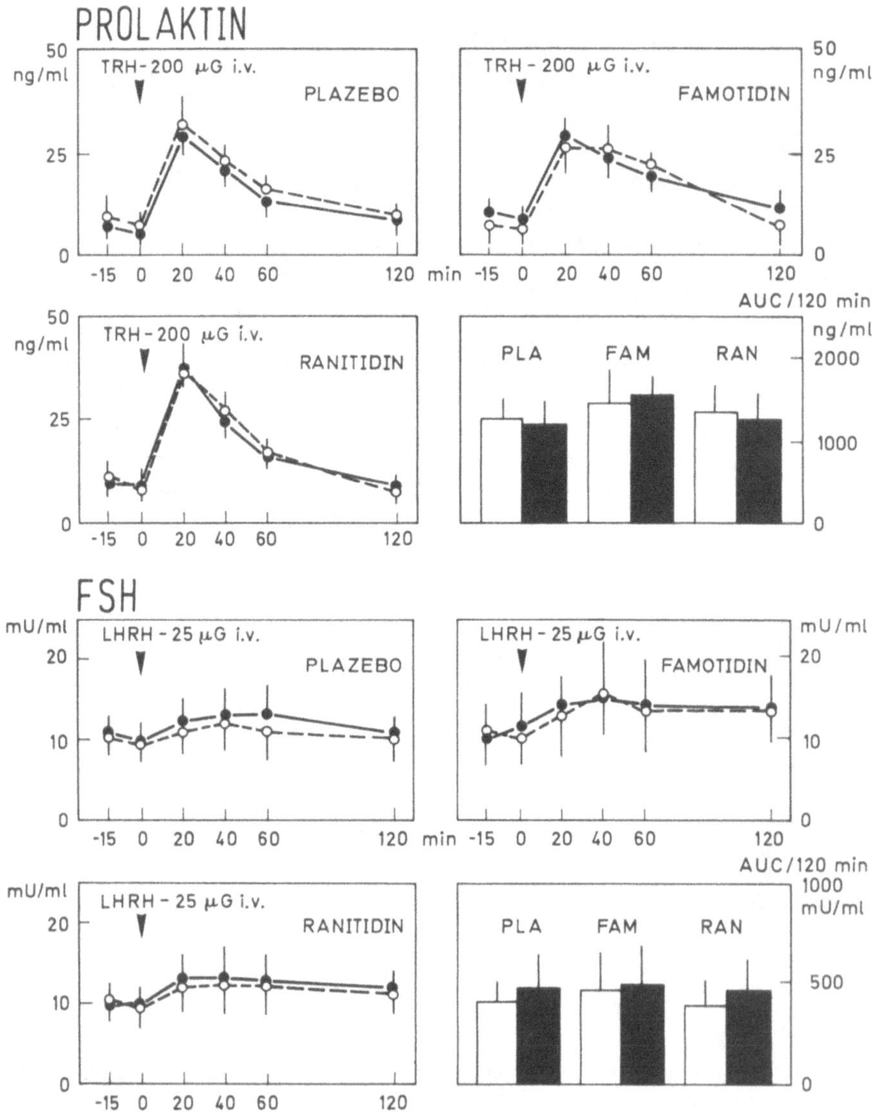

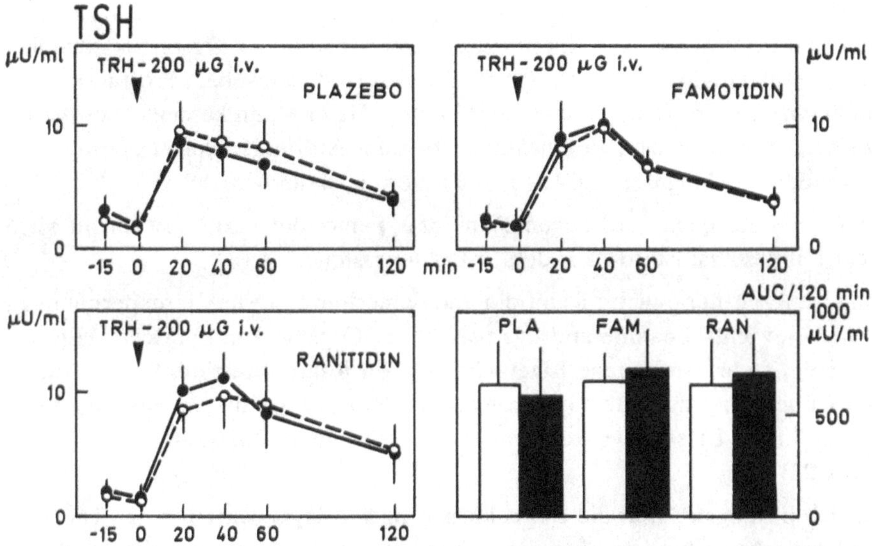

Abb. 20 Basale und stimulierte Prolaktin-, FSH- und TSH-Spiegel (Mittelwerte ± SEM) vor (□0---0) und nach (■ •–•) 4wöchiger Behandlung mit Placebo, 40 mg Famotidin nocte bzw. 300 mg Ramitidin nocte bei jeweils 5 männlichen U. d. Patienten (nach Corinaldesi et al., 1986)

Antiandrogene Effekte

Cimetidin besitzt in vitro und in vivo antiandrogene Eigenschaften. Als möglicher Mechanismus wird die Verdrängung von Dihydrotestosteron aus dessen Rezeptor-Bindungsstellen in androgen-sensitiven Geweben diskutiert (Abb. 21). Folgen dieser Verdrängung sind eine reduzierte Aufnahme von Testosteron in den Zellkern, eine verminderte Testosteronwirkung auf zellulä-

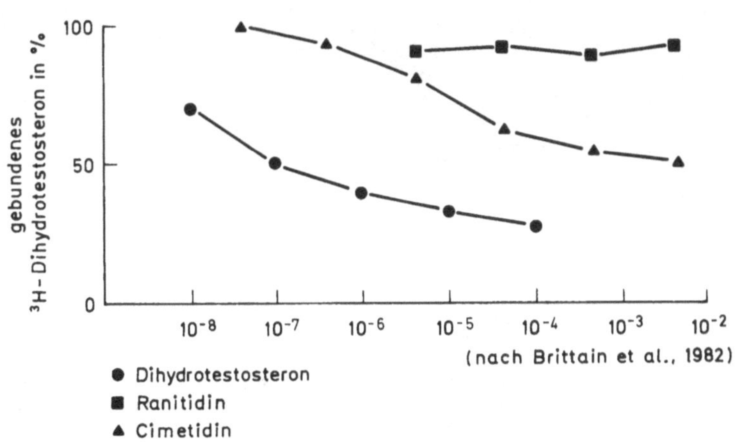

Abb. 21 Verdrängung von ^{3}H-Dihydrotestosteron aus seinen Bindungsstellen im Nierengewebe der Maus durch Cimetidin, nicht jedoch durch Ranitidin

rer Ebene und (selten) ein Anstieg der peripheren Testosteron-Plasmaspiegel. Dies manifestiert sich tierexperimentell nach Gabe hoher Dosen als Atrophie androgenabhängiger Organe (Samenblase, Hodengewebe, Prostata) bzw. durch eine Feminisierung männlicher Foeten. Beim Mann kann es über diesen Mechanismus vereinzelt zu Gynäkomastien und Störungen der Sexualfunktion (besonders bei längerer und höherer Dosierung) kommen.

Im Gegensatz dazu verdrängen Ranitidin, Famotidin und Nizatidin in vitro nicht Dihydrotestosteron aus dessen Bindungsstellen.

Eine Langzeittherapie mit Ranitidin und Famotidin führt im Tierexperiment zu keiner Gewichtsabnahme androgen-sensitiver Organe. Ein klinischer Hinweis auf fehlende antiandrogene Eigenschaften von Ranitidin ist die Beobachtung, daß Cimetidin-induzierte Gynäkomastien, Brustschwellungen und Impotenz bei Zollinger-Ellison-Syndrom-Patienten sich unter Ranitidin zurückbilden (Abb. 22).

Einmaldosierung von H_2-Blockern

Da sich in jüngster Zeit die **Einmaldosierung von H_2-Blockern** in der Therapie des **peptischen Ulkus** durchzusetzen beginnt, ist es wichtig zu wissen, ob die neue Dosierungsform negative Auswirkungen auf die hormonelle Homöostase hat. Eine 28tägige Gabe von 300 mg Ranitidin nocte, 40 mg Famotidin nocte

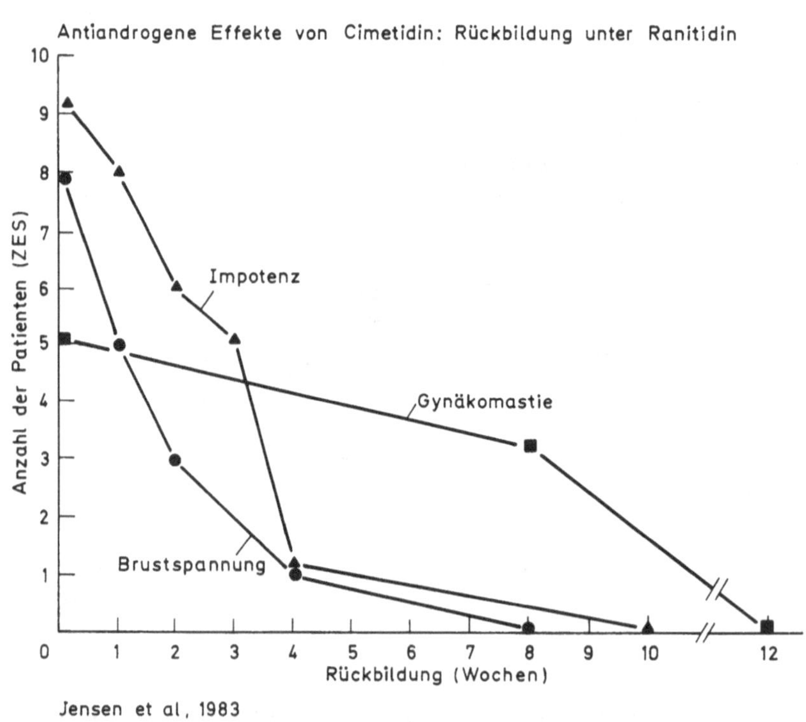

Abb. 22 Antiandrogene Effekte von Cimetidin: Rückbildung unter Ranitidin

bzw. 600 mg Etintidin nocte verändert nicht die Basalwerte wichtiger Hormone, einschließlich Testosteron und Prolaktin.

Auch werden unter einer mehrwöchigen Gabe dieser H_2-Blocker keine negativen Effekte auf die Schilddrüsen-Funktion gesehen. Sämtliche hierfür relevanten Meßgrößen wie TSH, T3, T4 und TBG, TSH-Stimulationstest, bleiben unverändert.

Auch wird die endokrine Pankreasfunktion nicht negativ beeinflußt, wie das normale Plasmaverhalten von Insulin, Glukagon und C-Peptid etc. zeigt (Tabelle 7).

In der Literatur existieren Berichte über eine Beeinflussung der Nebenschilddrüsenfunktion bzw. Nebennierenrindenfunktion durch H_2-Rezeptor-Antagonisten. Diese Befunde sind so widersprüchlich, daß im Augenblick eine klinische Einordnung nicht möglich ist.

Tabelle 7 Einfluß von H_2-Blockern auf die Serumspiegel von Testosteron, Prolactin, Insulin, C-Peptid, Glukagon, TSH, T_3, T_4, Cortisol und Parathormon bei männlichen Probanden

1. Einfluß einer vierwöchigen Gabe von H_2-Blockern auf die Serumspiegel von Testosteron und Prolactin bei männlichen Probanden (n = 10).

	Testosteron (250–1000 ng%)		Prolactin (< 20 ng/ml)	
	vor	nach	vor	nach
Ranitidin 300 mg nocte	488 ± 58	498 ± 166	7,7 ± 0,7	6,5 ± 1,0
Famotidin 40 mg nocte	635 ± 40	640 ± 70	6,8 ± 0,8	7,6 ± 0,9
Etintidin 600 mg nocte	490 ± 70	485 ± 90	8,4 ± 0,6	8,5 ± 0,7

2. Einfluß einer vierwöchigen Gabe von H_2-Blockern auf die Serumspiegel von Insulin, C-Peptid und Glukagon bei männlichen Probanden (n = 10)

	Insulin (3–24 mU/ml)		C-Peptid (0,1–1,8 nmol/l)		Glukagon (50–250 pg/ml)	
	vor	nach	vor	nach	vor	nach
Ranitidin 300 mg nocte	7,4 ± 0,8	8,4 ± 1,8	0,3 ± 0,03	0,3 ± 0,05	83 ± 10,2	83 ± 6,0
Famotidin 40 mg nocte	6,4 ± 0,3	6,3 ± 0,4	0,3 ± 0,02	0,2 ± 0,03	132 ± 21	140 ± 24
Etintidin 600 mg nocte	4,2 ± 0,9	3,5 ± 0,7	0,1 ± 0,01	0,1 ± 0,02	226 ± 53	229 ± 49

3. Einfluß einer vierwöchigen Gabe von H_2-Blockern auf die Serumspiegel von TSH, T_3 und T_4 bei männlichen Probanden (n = 10)

	TSH (0,3–5,0 mU/l)		T_3 (1,2 ± 3,0 nmol/l)		T_4 (50–150 nmol/l)	
	vor	nach	vor	nach	vor	nach
Ranitidin 300 mg nocte	1,7 ± 0,5	2,1 ± 1,2	2,0 ± 0,1	2,0 ± 0,1	89 ± 4,4	93 ± 9,2
Famotidin 40 mg nocte	1,8 ± 0,3	1,8 ± 0,3	2,3 ± 0,1	2,5 ± 0,2	121 ± 4,4	123 ± 9,2
Etintidin 600 mg nocte	2,2 ± 0,5	2,4 ± 0,5	2,4 ± 0,2	2,4 ± 0,2	116 ± 5,6	116 ± 3,0

4. Einfluß einer vierwöchigen Gabe von H_2-Blockern auf die Serumspiegel von Cortisol und Parathormon bei männlichen Probanden (n = 10)

	Cortisol (5,6–20 μg%)		Parathormon (10–80 pmol/l)	
	vor	nach	vor	nach
Ranitidin 300 mg nocte	16,6 ± 2,0	17,5 ± 1,2	23,0 ± 5,7	19,0 ± 2,0
Famotidin 40 mg nocte	16,4 ± 1,4	17,4 ± 1,6	29,3 ± 3,7	29,8 ± 1,9
Etintidin 600 mg nocte	14,1 ± 1,9	13,9 ± 1,6	29,6 ± 3,7	26,1 ± 1,9

Gastrin

In der Regel werden unter einer Therapie mit H_2-Rezeptor-Antagonisten keine oder nur geringfügige Anstiege der Nüchtern-Serumgastrinwerte beobachtet. Allerdings läßt sich eine signifikante Zunahme der postprandialen Gastrinwerte zeigen. Nach Absetzen der Medikamente normalisieren sich diese Werte rasch. Selbst nach längerdauernder Gabe sind eine reaktive Hyperazidität bzw. Rebound-Phänomene nicht aufgetreten.

6. Immunsystem

Cimetidin stimuliert das humorale und zellvermittelte Immungeschehen. Diese immunstimulatorische Wirkung wurde bislang als Folge einer spezifischen H_2-Rezeptor-Blockade an den Suppressor-T-Lymphozyten aufgefaßt.

Im Gegensatz dazu werden unter **Ranitidin** und **Famotidin** keine verstärkte kutane Immunreaktion vom Spättyp noch eine vermehrte in vitro-Lymphozyten-Stimulation durch verschiedene Mitogene gesehen. Inwieweit dieses unterschiedliche Verhalten der H_2-Rezeptor-Antagonisten auf das Immunsystem von klinischer Relevanz ist, ist unklar.

7. Ulcus duodeni

7.1 Vorbemerkungen

Epidemiologie

Ca. 5–15% der Bevölkerung erkranken im Verlauf ihres Lebens an einem Duodenalgeschwür. Eine epidemiologische Studie aus Dänemark zeigt zwischen 1963 und 1968 eine jährliche Inzidenz der Ulcus duodeni-Erkrankung bei Männern von 4% und bei Frauen von 2%. Sie nimmt mit steigendem Alter zu. In Westeuropa kommt das Ulcus duodeni ca. 4fach häufiger vor als das Ulcus ventriculi. Vergleichbare Zahlen werden aus Finnland und den Vereinigten Staaten von Amerika berichtet.

Kontrollierten Studien zufolge rezidivieren ca. 50–80% der Duodenalgeschwüre innerhalb eines Zeitraums von 1–2 Jahren.

In den letzten 30 Jahren ist eine abnehmende Inzidenz der Ulcus duodeni-Erkrankung in den westlichen Industrienationen zu verzeichnen. Ob es sich hierbei um eine echte Abnahme der Ulcus duodeni-Erkrankung handelt oder aber nur um eine, die auf eine bessere Diagnostik zurückzuführen ist, kann nicht entschieden werden. Fest steht jedoch, daß die Zahl der im Krankenhaus behandelten und operierten Patienten, bzw. der Patienten, die an einem Ulcus duodeni verstorben sind, im letzten Jahrzehnt deutlich abgenommen hat. 1976 erkrankten in der Bundesrepublik Deutschland ca. 200 000 Menschen an einem Erstulcus, während 600 000 Patienten ein Rezidivulkus im Magen bzw. Zwölffingerdarm hatten. **Daraus resultiert eine Gesamtzahl von über 800 000 Ulkuskranken pro Jahr.** Die Primär- und Folgekosten der Ulcus-duodeni-Erkrankung beliefen sich im Jahr 1980 auf ca. 2 Milliarden DM.

Lokalisation

Ca. 95% der Ulcera sind im Bulbus duodeni lokalisiert und davon finden sich wiederum nahezu 90% in einem Abstand von weniger als 3 cm vom Pylorus entfernt. 50% der Ulcera sitzen an der Vorderwand, ca. 23% an der Hinter- und ca. 22% an der Unterwand. Nur 5% aller Ulcera duodeni sind postbulbär gelegen (Abb. 23).

Zwölffingerdarmgeschwüre sind entweder rund, oval oder strichförmig und messen im Durchmesser in der Regel < 1 cm. Sie reichen bis in die Submukosa. Der Ulkusgrund besteht aus einer fibrinoiden Nekrosezone, die von Granulationsgewebe umgeben ist. Sehr selten werden sog. Riesenulcera (> 2 cm im Durchmesser) beobachtet.

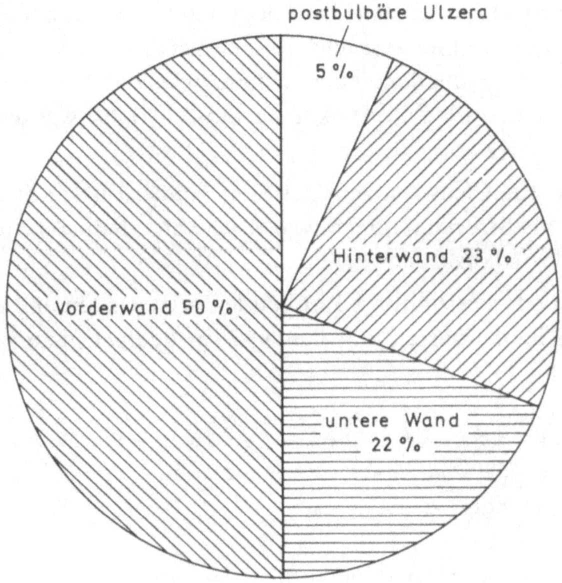

Abb. 23 Anatomische Lokalisation der Ulcera duodeni

Pathogenese

Unser Wissen um die Pathogenese des peptischen Ulkusleidens ist nach wie vor begrenzt. Peptische Läsionen entstehen überall dort, wo sich an der Schleimhautoberfläche ein Ungleichgewicht zwischen aggressiven und defensiven Faktoren zeigt.

- Zu den aggressiven Faktoren werden **Salzsäure, Pepsin** bzw. **Gallensäure** und **Lysolecithin,**
- zu den defensiven eine **intakte Magenschleimhautdurchblutung**, eine **ungestörte Mukus- und Alkalisekretion** der Deckepithelien, eine rasche **zelluläre Regenerationsrate** und ein **ausreichender Prostaglandingehalt** der Magenschleimhaut gezählt.

In den letzten Jahren hat sich eine genetische Prädisposition, vor allem in Hinblick auf das Ulcus duodeni, belegen lassen. So findet sich bei der Hälfte aller Patienten mit einem Zwölffingerdarm-Geschwür im autosomal-dominanten Erbgang erhöhte Serumspiegel von Pepsinogen I, eine Hyperchlorhydrie mit bzw. ohne postprandiale Hypergastrinämie.

Bei den übrigen Ulcus duodeni-Patienten zeigt sich eine Hyper-Pepsinogenämie Typ 1 mit Normochlorydrie. Auch bei dieser Gruppe von Patienten lassen sich autosomal-dominant vererbte Merkmale feststellen, u. a. die Fähigkeit, das Magensekret beschleunigt in das Duodenum zu transportieren.

Bei Patienten mit Leberzirrhose („hepatogenes Ulcus“), bei chronischer Niereninsuffizienz bzw. nach Nierentransplantation sowie bei chronisch obstruktiver Lungenerkrankung ist die Inzidenz der Ulcus duodeni-Erkrankung erhöht. Daneben werden in der Weltliteratur auch seltene Syndrome beschrieben, die gehäuft mit einem Ulcus duodeni einhergehen, wie z. B. die systemische Mastozytose, eine multiple endokrine Adenomatose Typ I sowie die Amyloidose Typ IV.

Ob Streßsituationen ein Ulcus duodeni auslösen können, ist nicht eindeutig beantwortet. Generelle Streßsituationen, wie Kriege etc., haben nicht zu einer erhöhten Inzidenz des Ulkusleidens geführt.

Magengesunde haben durchschnittlich 1 Milliarde Parietalzellen und produzieren auf exogenen Stimulationsreiz mit Pentagastrin oder Histamin zwischen 20–40 mmol HCL/Stunde.

Bei Patienten mit Ulcus duodeni ist die Zahl der Belegzellen häufig auf das Doppelte vermehrt, die stimulierte Säuresekretion steigt auf mehr als 40 mmol HCL/Stunde an.

Auch ist die Ansprechbarkeit der Parietalzelle gegenüber exogenen Stimulantien, wie Pentagastrin, bei Ulcus duodeni-Patienten häufig erhöht. Nach Mahlzeitreiz steigen die Serumgastrinspiegel höher an als bei Normalpersonen.

7.2 Therapie

Die Mehrzahl der kontrollierten klinischen Studien wurden mit

▶ **Cimetidin** in der täglichen Dosierung von 1000–1200 mg und mit

▶ **Ranitidin** in der von 300 mg durchgeführt.

Cimetidin, Ranitidin und Famotidin beim Ulcus duodeni gleich wirksam

Die beiden H_2-Rezeptor-Antagonisten wurden im direkten Wirkvergleich gegenüber Placebo, sowie anderen Ulkustherapeutika (z. B. Pirenzepin, Sucralfat, Antazida etc.) getestet.

▶ **Famotidin** wurde in der 2× täglichen Dosierung à 20 mg mit Cimetidin und in der 1× abendlichen Dosierung à 40 mg mit Ranitidin verglichen.

In Placebo-kontrollierten Studien zeigten sich alle **drei H_2-Blocker**, was **Abheilung** und Besserung der **Schmerzheilung** anbelangt, klar überlegen.

▶ Üblicherweise heilen unter 800 bis 1200 mg Cimetidin täglich, 300 mg Ranitidin täglich bzw. 40 mg Famotidin täglich Ulcera duodeni innerhalb **4 Wochen zu 80%** ab.

▶ **Nach 8wöchiger Therapie sind mehr als 90% abgeheilt.**

In der Bundesrepublik Deutschland werden unter einer H_2-Blocker Therapie

Abheilungsraten bereits nach 14 Tagen von ca. 55–65% gesehen. In direkten Vergleichsstudien konnte keine eindeutige Überlegenheit eines H_2-Blockers gegenüber den anderen nachgewiesen werden.

Die Einführung der H_2-Rezeptor-Antagonisten in die Ulkustherapie hat viele alte Gewohnheiten entbehrlich gemacht. Die Behandlung der unkomplizierten Ulcus duodeni-(et ventriculi-) Erkrankung hat sich heute nahezu ausschließlich in den ambulanten Bereich verlagert. Stationäre Aufenthalte sind nur bei Komplikationen (wie z. B. Blutung) erforderlich.

Auch spielen die früher häufig verordneten strengen Magendiäten heutzutage keine Rolle mehr. Darüberhinaus ist es nicht mehr notwendig, die Patienten über mehrere Wochen krankzuschreiben. In vielen Fällen genügt eine Krankschreibung über wenige Tage. Dies hat zu einer enormen volkswirtschaftlichen Entlastung geführt, die über hundert Millionen DM jährlich betragen dürfte.

7.3 Einmaldosierung

Schlüsselfaktor nächtliche Säuresekretion

Bereits in den 30er Jahren wurde von Henning und später von Dragstedt auf die pathogenetische Schlüsselrolle der nächtlichen Säuresekretion beim Ulcus-duodeni hingewiesen.

► Ihre Bedeutung wird durch die klinische Beobachtung eindrucksvoll unterstrichen, daß eine effektive Ulcus-duodeni-Prophylaxe durch ausschließliche Unterdrückung der **nächtlichen Säureproduktion** möglich ist.

Lange Zeit sah es so aus, als könnte das angestrebte Ziel – Akutbehandlung des Ulcus duodeni mit einer Tablette tgl. – im Falle der H_2-Blocker nicht erreicht werden. Zwar wurden in Pilotstudien lang wirksame H_2-Rezeptor-Antagonisten (wie z. B. SKF 93479 und AH 23844) getestet; sie mußten jedoch wegen toxikologischer Probleme vor ihrem breiten klinischen Einsatz zurückgezogen werden.

Wie in Kapitel 3. bereits erwähnt, wird die 24stündige intragastrale Acidität in identischem Ausmaß gehemmt, gleichgültig, ob die Tagesdosen von Cimetidin (800 mg) und Ranitidin (300 mg) auf morgens und abends verteilt, oder ausschließlich abends eingenommen werden. Bei letzterem Vorgehen liegt verständlicherweise der Schwerpunkt der Säurehemmung in den Nachtstunden.

800 mg Cimetidin nocte

Bei mehr als 500 Patienten, die im Rahmen einer europäischen Multicenterstudie mit **Cimetidin 2×400 mg tgl.** bzw. **1×800 mg nocte** behandelt worden waren, lagen die Abheilungsraten in beiden Gruppen nach 4wöchiger Therapiedauer gleich hoch. Sie variierten zwar von Land zu Land, ließen jedoch keinen Unterschied zwischen den beiden Dosierungsformen des Cimetidin erkennen (Tab. 8).

300 mg Ranitidin nocte

Vergleichbares wurde für **Ranitidin** berichtet. Ca. 600 Patienten wurden in einer identisch aufgebauten, randomisierten Doppelblind-Studie entweder mit 2×150 mg Ranitidin täglich oder 300 mg Ranitidin nocte über 4–8 Wochen behandelt. Auch hier unterschieden sich beide Behandlungsgruppen hinsichtlich wichtiger demographischer Daten (Alter, Geschlecht, Dauer der Ulcusanamnese, Rauchgewohnheiten etc.) nicht.

► Nach 4 Wochen waren unter **2×150 mg Ranitidin täglich**, 246/301 (82%) und unter **300 mg Ranitidin nocte** 230/304 Patienten (76%) ulkusfrei.

Nach 8 Wochen lauteten die entsprechenden Zahlen 95% bzw. 94%. Zu keinem Zeitpunkt bestand ein signifikanter Unterschied zwischen beiden Behandlungsgruppen (Abb. 24).

40 mg Famotidin nocte

Im Rahmen einer deutsch-italienisch-österreichischen Multizenterstudie wurde auch die Einmaldosierung von **40 mg Famotidin nocte** geprüft. Diese Studie umfaßte mehr als 500 Patienten, die mit drei verschiedenen Famotidin-Dosierungen (1×40 mg nocte, 2×20 mg tgl., 2×40 mg tgl) bzw. 2×150 mg Ranitidin tgl behandelt worden waren.

Unter 2×20 mg Famotidin tgl, 40 mg Famotidin **nocte und 2×150 mg Ranitidin** tgl, ergaben sich **vergleichbare Abheilungsraten,** die nach 2-, und 4- und 8wöchiger Therapie zwischen 42 und 47%, 76–84% und 94–96% lagen (Abb. 25).

Die Schmerzsymptomatik besserte sich bei allen drei H_2-Blockern gleich rasch, unabhängig, ob der H_2-Blocker einmal am Abend oder zweimal täglich gege-

Tabelle 8 Abheilungsraten unter Cimetidin 2 × 400 mg tgl. bzw 1 × 800 mg nocte – Ergebnisse einer Multicenter-Studie (nach Delattre et al., 1985)

	Abheilungsraten nach 4 Wochen			
	2 × 400 mg tgl.		1 × 800 mg nocte	
	n	%	n	%
Belgien	16/ 26	62%	19/ 28	68%
Frankreich	22/ 29	76%	21/ 26	81%
Bundesrepublik Deutschland/Schweiz	48/ 59	81%	47/ 59	80%
Holland	6/ 9	67%	8/ 10	80%
Italien	65/ 96	68%	76/ 91	84%
Portugal	27/ 33	82%	27/ 38	71%
Großbritannien	16/ 18	89%	14/ 17	82%
Insgesamt	200/270	74%	212/269	79%

ben wurde. In der Regel waren nach ca. 2 Wochen 80% der Patienten beschwerdefrei (Abb. 26).

Diese neuen Befunde unterstreichen die Richtigkeit der **Säurehypothese** in der Pathogenese des Ulcus duodeni. Wie im Detail in Kapitel 10 ausgeführt, wird die 1× abendliche Gabe von H_2-Blockern von den Patienten gut vertragen.

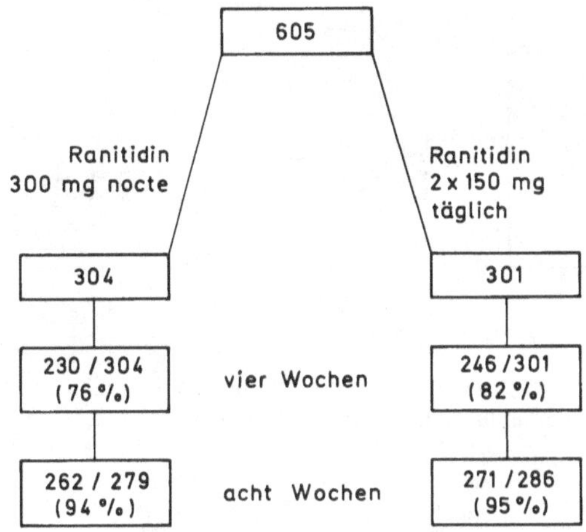

Abb. 24 Ulcus duodeni-Abheilungsraten unter zwei verschiedenen Ranitidin-Dosierungsformen

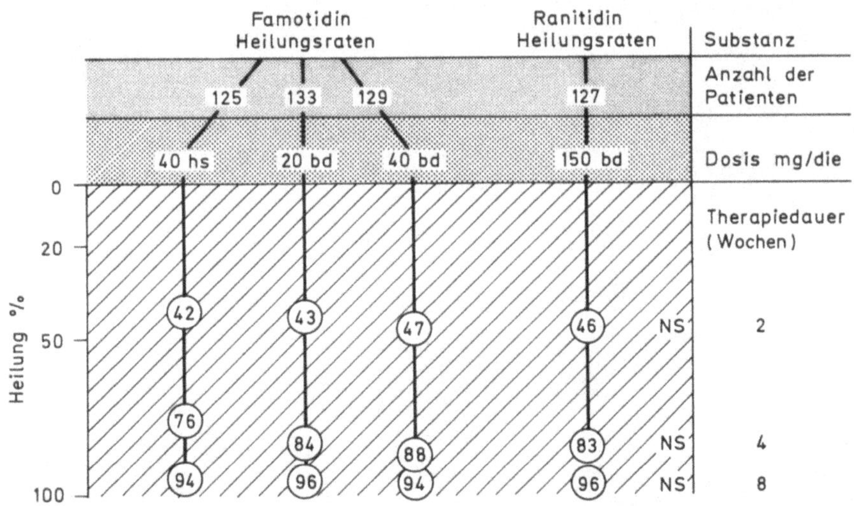

Abb. 25 Ulcus duodeni-Heilungsraten

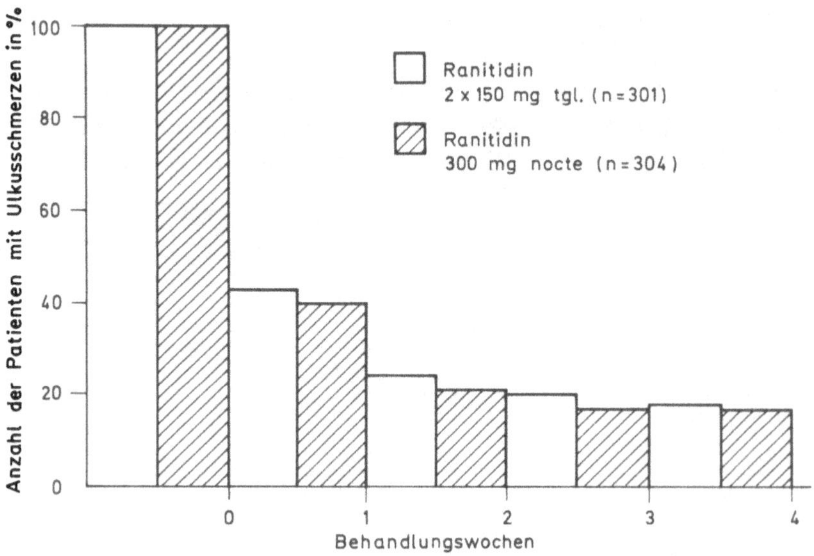

Abb. 26 Besserung der Schmerzsymptomatik unter 2×150 mg Ranitidin tgl. bzw. 1×300 mg Ranitidin nocte bei ambulanten Ulcus duodeni-Patienten

8. Ulcus ventriculi

8.1 Vorbemerkungen

Epidemiologie, Lokalisation und Pathogenese

Der Häufigkeitsgipfel des Ulcus ventriculi liegt im 6. Lebensjahrzehnt und tritt somit ca. 10 Jahre später als beim Ulcus duodeni auf.

0,5% der erwachsenen Bevölkerung sollen pro Jahr an einem Ulcus ventriculi erkranken. Männer und Frauen sind gleich häufig betroffen.

Präpylorische Ulcera (sog. Ulkus Typ 3 nach Johnson) werden von solchen, die an der Antrum/Korpus-Schleimhautgrenze bzw. im Fundus (sog. Ulkus Typ 1 und 2 nach Johnson) unterschieden. Hinter ca. 5–10% aller Magengeschwüre verbergen sich Malignome.

Am häufigsten kommen Ulcera ventriculi an der kleinen Kurvatur im Bereich der Angulusfalte vor. Ulcera ventriculi, die durch chronische Einnahme nicht-steroidaler Antirheumatika hervorgerufen werden, finden sich überwiegend im Antrum.

Eine Achlorhydrie nach Pentagastrin-Stimulation wird bei Patienten mit benigner Ulcus ventriculi-Erkrankung praktisch nie beobachtet. Patienten mit präpylorisch gelegenen Ulcera weisen ein vergleichbares Säuresekretionsverhalten wie solche mit Ulcera duodeni auf.

Warum Ulcera ventriculi bevorzugt an der kleinen Kurvatur gefunden werden, könnte durch die unterschiedliche Gefäßarchitektur in den verschiedenen Magenabschnitten bedingt sein: So fehlt an der kleinen Kurvatur ein submuköser Gefäßplexus, der für die Schleimhautdurchblutung wesentlich ist.
Ob eine verminderte Mukus- und Bicarbonat-Sekretion der Deckepithelien in der Pathogenese der Ulcus ventriculi-Erkrankung von Bedeutung ist, ist nicht bekannt.

Bei Patienten mit atrophischer Gastritis, die häufiger ein Ulcus ventriculi entwickeln, wurde eine verminderte Mukussekretion gesehen. Von Interesse ist weiter, daß die gastrale Bicarbonatsekretion durch schleimhauttoxische Substanzen, wie z. B. nicht-steroidale Antirheumatika, gehemmt werden kann. Unklar ist die Rolle des duodeno-gastralen Refluxes. Unter experimentellen Bedingungen schädigen Gallensäuren, Lysolecithin und Pankreassekret das Magenschleimhautephitel.

8.2 Therapie

H_2-Blocker auch beim Ulcus ventriculi wirksam

Erste Therapiestudien konnten eine Überlegenheit **von H_2-Blockern** gegenüber Placebo bei diesem Ulkustyp nicht sichern. Ursache hierfür waren kleine Fallzahlen, kurze Therapiedauer etc. Erst in Folgestudien mit größerer Patientenzahl konnte ein eindeutiger Effekt von H_2-Rezeptor-Antagonisten auf die Ulcus ventriculi Heilung gezeigt werden.

► Beim **Magengeschwür** werden die gleichen Tagesdosen von **Cimetidin** (800 mg), **Ranitidin** (300 mg) bzw. **Famotidin** (40 mg) wie beim Ulcus duodeni eingesetzt.

Die Heilungsraten liegen üblicherweise
nach 4 Wochen bei 60–65%,
nach 8 Wochen bei 80–90%
nach 12 Wochen über 90%.
Dies bedeutet, daß Ulcera ventriculi unter einer H_2-Rezeptor-Blockade **langsamer abheilen** als Ulcera duodeni.

Alle drei H_2-Blocker erweisen sich untereinander als ebenbürtig.

8.3 Einmaldosierung

Ob unter einer abendlichen Gabe von H_2-Blockern Ulcera ventriculi beschleunigt abheilen, war bislang nicht bekannt. Zwei kürzlich publizierte Studien lassen allerdings erkennen, daß sich das neue Therapiekonzept auch bei diesem Ulcustyp bewährt.

In beide Studien waren Patienten mit benigner Ulcus ventriculi-Erkrankung (Ausnahme: präpylorisch gelegene Ulcera) aufgenommen worden.

40 mg Famotidin nocte

► In der **ersten** Studie heilten unter 40 mg **Famotidin nocte** innerhalb von 4 Wochen 51% (44/87), 6 Wochen 75% (65/87), 8 Wochen 93% (81/87) der Ulcera ventriculi ab.

Unter Placebo lagen die Abheilungsraten bei nur 35% (29/83), 51% (42/83) und 60% (50/83). Die Unterschiede in den Heilungsraten waren nach 4, 6 und 8 Wochen statistisch signifikant.

300 mg Ranitidin nocte

► In der **zweiten** Studie wurde die Wirksamkeit von 300 mg Ranitidin nocte mit der von 2×150 mg Ranitidin tgl. verglichen.

Nach **4wöchiger** Behandlung lagen die Ulcus ventriculi-Abheilungsraten unter der **nocte-Dosierung** bei 65% (138/211) im Vergleich zu 71% (155/217) unter 2× täglicher Dosierung.

Die entsprechenden Abheilungsraten nach **8 Wochen** lagen unter beiden

Behandlungsgruppen bei ca. 90% (Abb. 27). Ein **kontinuierlicher Säureschutz über Tag und Nacht,** wie er durch 2×150 mg Ranitidin tgl. gewährleistet wird, drückt sich somit **nicht in höheren Abheilungsraten aus.**

Auch die **Schmerzsymptomatik** wurde durch die abendliche Verabreichung von H_2-Blockern ähnlich rasch gebessert. So zeigte sich beispielsweise die Überlegenheit von Famotidin gegenüber Placebo bereits am zweiten Behandlungstag und hielt bis zur achten Behandlungswoche an (Abb. 28).

Die Ergebnisse der europäischen Vergleichsstudien zeigen erstmals, daß **H_2-Blocker** in der **einmal am Abend-Dosierung** auch beim **Ulcus ventriculi wirksam** sind. Da bei diesem Vorgehen nahezu ausschließlich die nächtliche Säuresekretion reduziert wird, darf gefolgert werden, daß auch bei diesem Ulkustyp der **nächtlichen Säuresekretion** eine wichtige **pathogenetische Bedeutung** zukommt.

Dies war nicht ohne weiteres klar, da nach den bisherigen Vorstellungen der Säuresekretion in der Pathogenese des Magenulkus eine weniger wichtige Rolle zugewiesen wurde.

Geringere bakterielle Fehlbesiedlung des Magens unter Einmal-Dosierung?

Neben dem einfachen Einnahmemodus hat die gezielte Unterdrückung der nächtlichen Säuresekretion den theoretischen Vorteil, einer bakteriellen Fehlbesiedlung des Magens wirksam vorzubeugen. Dies könnte möglicherweise bei hypaziden Ulcus ventriculi-Patienten von Bedeutung sein.

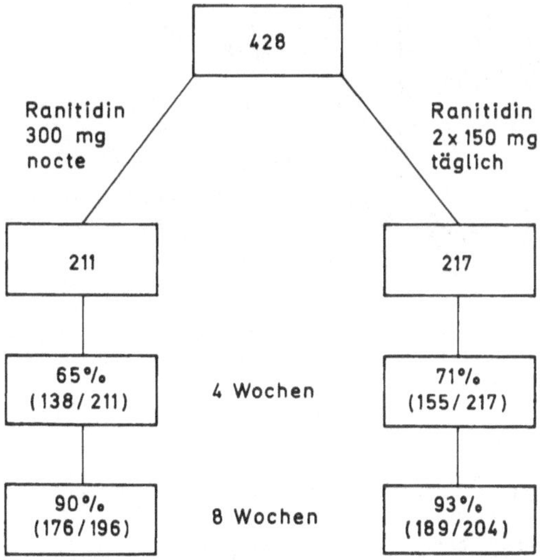

Abb. 27 Ulcus ventriculi-Abheilungsraten unter 2×150 mg Ranitidin tgl. bzw. 1×300 mg Ranitidin nocte

Eine **bakterielle Fehlbesiedlung** des Magens zeigt sich unter einer herkömmlichen H_2-Blocker-Therapie. Sie ist Ausdruck einer mehr oder weniger konstanten Säurehemmung bei Tag und Nacht. Die bakterielle Fehlbesiedlung führt zu einer Zunahme von Nitro-Verbindungen im Magensaft, die unter experimentellen Bedingungen als kanzerogen angesehen werden. Diesen Veränderungen kommt offensichtlich keine klinische Bedeutung zu, wie die langjährigen Erfahrungen an vielen Millionen Ulkus-Patienten gezeigt haben. Das Risiko, ein Magenkarzinom zu entwickeln, ist selbst nach kontinuierlicher Langzeitgabe von Cimetidin und Ranitidin über mehr als 8 Jahre nicht erhöht.

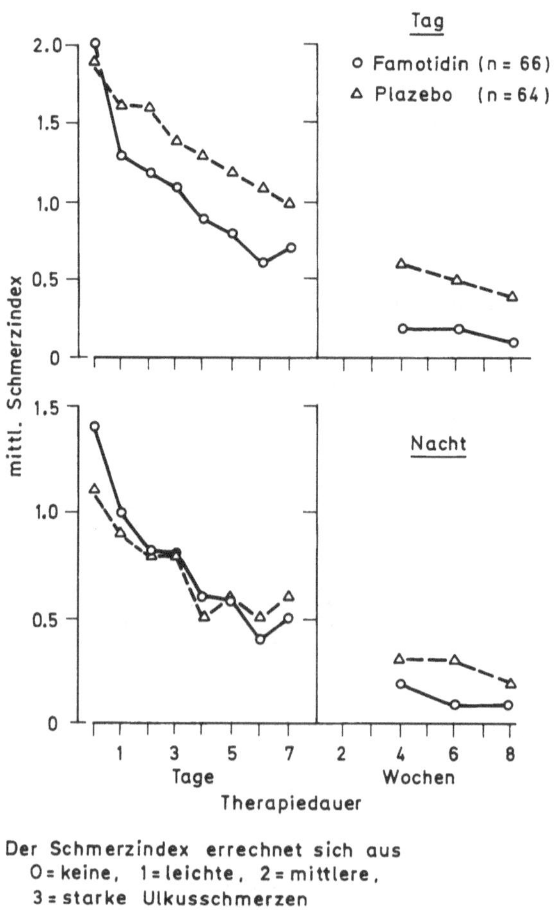

Abb. 28 Besserung des Ulkusschmerzes über Tag und Nacht während einer 8wöchigen Behandlung mit Famotidin

9. Sogenannte therapieresistente Ulcera

„Therapie-versager“ – wie werden sie behandelt?

Unter einer H_2-Blocker-Standardtherapie heilen, wie bereits erwähnt,
- ▶ innerhalb von 4–8 Wochen ca. 90% aller peptischen Ulcera ab.
- ▶ Fortführung der Therapie über weitere 4 Wochen läßt die Heilungsrate auf ca. als 95% ansteigen.

Demnach ist die Zahl peptischer Ulcera, die auf H_2-Blocker nicht ansprechen, sehr klein. Mit Interesse wurden Befunde verschiedener Autoren aufgenommen, die zeigen, daß sog. „Cimetidin-resistente“ Ulcera – Ulcera, die trotz mehrwöchiger Therapie mit 1000 mg täglich keine Heilungstendenz erkennen ließen – nach Umsetzen auf **Ranitidin** abheilten. Das unterschiedliche Ansprechen auf beide H_2-Blocker in Einzelfällen ist nicht ohne weiteres verständlich, da ihrem säurehemmenden Effekt der gleiche Wirkungsmechanismus zugrundeliegt (Abb. 29).

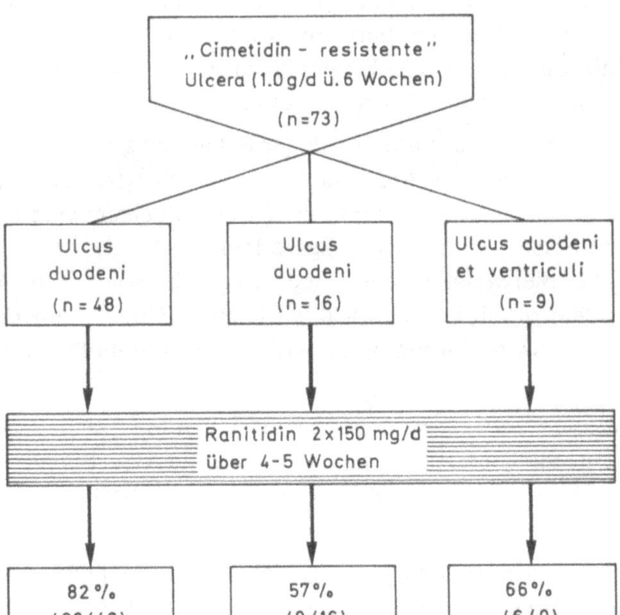

Abb. 29 »Cimetidin-resistente“ Ulcera duodeni: Abheilungsraten nach 4- bis 5wöchiger Therapie mit 2×150 mg Ranitidin tgl.

Möglicherweise profitieren einige Patienten von der stärkeren Säurehemmung unter Ranitidin. So wird die 24stündige intragastrale Azidität unter 800–1000 mg Cimetidin/tgl. nur um 45–50%, unter 300 mg Ranitidin/tgl. jedoch um ca. 70% gehemmt. Für die Richtigkeit dieser Annahme sprechen Beobachtungen französischer Autoren, die an einem großen Patientenkollektiv sog. „Cimetidin-resistenter" Ulcera die Wirksamkeit einer Dosiserhöhung von Cimetidin auf 1,6 g/tgl. bzw. eines Umsetzens auf 300 mg Ranitidin/tgl. miteinander verglichen.

▶ Nach sechs Wochen waren unter 1,6 g **Cimetidin** tgl. Abheilungsraten beim Ulcus duodeni von 58%

▶ verglichen mit 71% unter **Ranitidin** registriert.

▶ Die entsprechenden Abheilungsraten beim Ulcus ventriculi lagen bei 41% vs. 67%.

Dies läßt erkennen, daß eine um ca. 20% stärkere Säurehemmung die Mehrzahl sog. „therapierefraktärer Ulcera" zur Abheilung bringt.

Allerdings wurden in dieser Studie auch unter 1,6 g Cimetidin tgl. etwas schlechtere Ergebnisse gefunden als unter Ranitidin. Da beide H_2-Blocker in der gewählten Dosierung (1,6 g vs. 300 mg) äquieffektiv die Säure hemmen, könnten die unterschiedlichen Heilungsraten auf einem divergenten Compliance-Verhalten der Patienten beruhen: Eine 4 mal tägliche Gabe von 400 mg Cimetidin dürfte von den Patienten im geringeren Maße akzeptiert werden als die einfache 2 mal tägliche Tablette.

Ein Nichtabheilen eines Ulkus nach 6wöchiger Behandlung mit 1000 mg Cimetidin/tgl. darf jedoch nicht unbedingt mit einer Therapierefraktärität gleichgesetzt werden. Es gibt offensichtlich peptische Ulcera mit einem langsamen, sich über viele Wochen erstreckenden Heilungsverlauf.

▶ So konnten beispielsweise in einer anderen Studie sog. **„Cimetidin-resistente" Ulcera** allein durch Fortsetzen der Cimetidin-Gabe in unveränderter Dosierung über weitere **6 Wochen** in immerhin **62% vollständig zu Abheilung** gebracht werden.

Ursachen einer Therapieresistenz

Auch könnte eine verminderte Resorption von Cimetidin Ursache einer Therapie-Resistenz sein. Eine Malabsorption eines H_2-Blockers könnte erklären, warum auch in Einzelfällen sog. Ranitidin-resistente Ulcera auf Cimetidin ansprechen.

Letztendlich muß an die Existenz unterschiedlicher H_2-Rezeptor-Subtypen in der Parietalzelle diskutiert werden. Es ist vorstellbar, daß bestimmte Ulkusträger Rezeptoren mit besonderer Affinität für einen der beiden H_2-Blocker besitzen. Zum anderen könnten sich Bindungsverhalten und Rezeptordichte durch eine vorausgegangene H_2-Blocker-Therapie ändern.

Aus dem Gesagten leitet sich ab, daß bei Ulcera, die unter Cimetidin nicht oder nur verzögert abheilen, ein Therapieversuch mit Ranitidin sinnvoll ist. Daß dieses Vorgehen oft wirksam ist, ist ausreichend dokumentiert.

▶ Umwechseln von Cimetidin auf Ranitidin erscheint – da besser belegt – erfolgversprechender als die Fortführung der Cimetidin-Therapie in gleicher oder höherer Dosierung.

Ob therapierefraktäre Ulkuspatienten geeignete Kandidaten für eine proximale gastrale Vagotomie (PGV) sind, muß aufgrund neuerer Daten bezweifelt werden: Bei sog. „Cimetidin-resistenten" Ulcera werden nach PGV kaum vertretbare Rezidivquoten von über 40% gesehen. Nur eine Kombination von PGV mit resezierenden Verfahren dürfte bessere Heilungsergebnisse zeitigen.

10. Vermehrt Rezidive nach H_2-Blockade?

Die Rezidivraten sollen nach Behandlung mit H_2-Blockern höher sein als nach Therapie mit anderen Ulkustherapeutika, wie z. B. kolloidalen Wismuth-Verbindungen bzw. Sucralfat (Abb. 30). Dieser Befund ist nach wie vor umstritten.

► Die Mehrzahl der Gastroenterologen neigt heute zur Ansicht, daß H_2-Rezeptor-Antagonisten den chronischen Verlauf der Ulkus-Erkrankung **nicht negativ** beeinflussen (Abb. 31).

Als Ursache einer erhöhten Rezidivneigung wird eine durch H_2-Blocker ausgelöste postprandiale Hypergastrinämie mit konsekutiver Zunahme der Parietalzellmasse diskutiert. Die unter einer H_2-Blocker-Therapie geringgradig erhöhten postprandialen Gastrinspiegel dürften jedoch nicht ausreichen, eine derartige Zunahme der Parietalzellmasse zu induzieren. Rebound-Phänomene sind nach Absetzen von H_2-Blockern nicht gefunden worden.

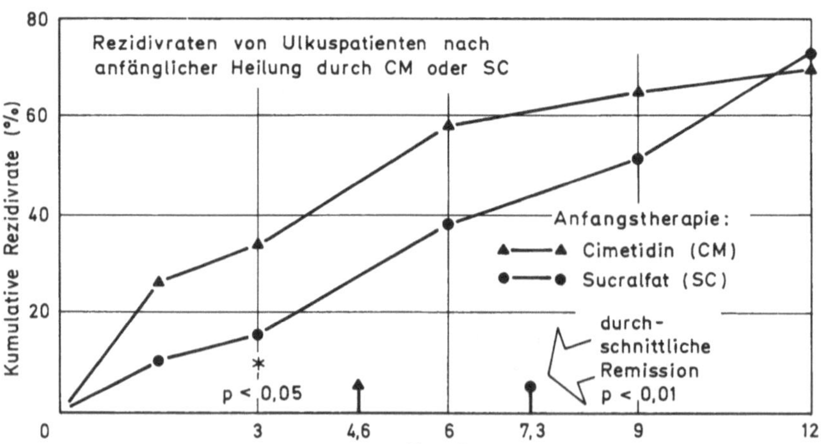

Abb. 30 Rezidivraten von Ulcus duodeni-Patienten nach anfänglicher Heilung durch Cimetidin oder Sucralfat (Marks et al., 1983)

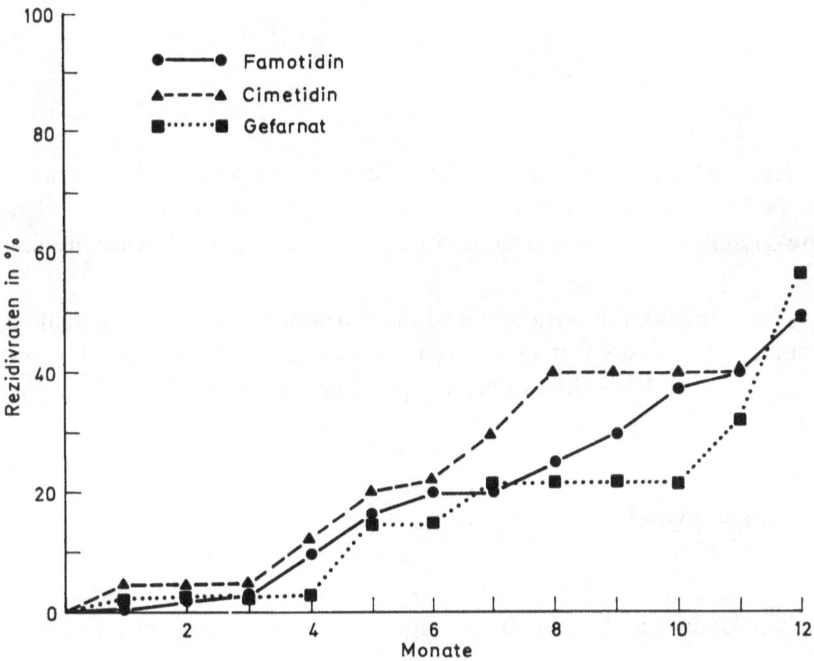

Abb. 31 Kumulative Ulcus duodeni-Rezidivraten nach anfänglicher Heilung durch Cimetidin, Famotidin und Gefarnat (Simon et al., 1986)

11. Langzeitbehandlung

Wie bereits erwähnt, erkranken jährlich in der Bundesrepublik Deutschland ca. 600 000 Patienten an einem Rezidiv-Ulcus. Diese große Zahl unterstreicht die Notwendigkeit einer effektiven und nebenwirkungsarmen Rezidivprophylaxe.

Im Falle von Cimetidin und Ranitidin ist die Wirksamkeit für diese Indikation gut dokumentiert. Erste Untersuchungen weisen auch auf Wirksamkeit und Verträglichkeit vom Famotidin in der Langzeitbehandlung hin.

11.1 Ulcus duodeni

Rezidivprophylaxe mit 400 mg Cimetidin nocte bzw. 150 mg Ranitidin nocte

In der Tabelle 9 sind Langzeitstudien aufgeführt, in denen **Cimetidin** beim chronischen Ulcus duodeni in Dosierungen von 400–800 mg tgl. eingesetzt wurde.

► Man erkennt, daß die Zahl der Rezidive pro Jahr von etwa 60–80% unter Placebo auf durchschnittlich 20–30% **gesenkt** wird.

Tabelle 9 Ulcus duodeni – Rezidivraten in Langzeitstudien mit Cimetidin, 400 mg nocte bzw. 400 mg 2 × tgl. (nach Misiewicz et al., 1985)

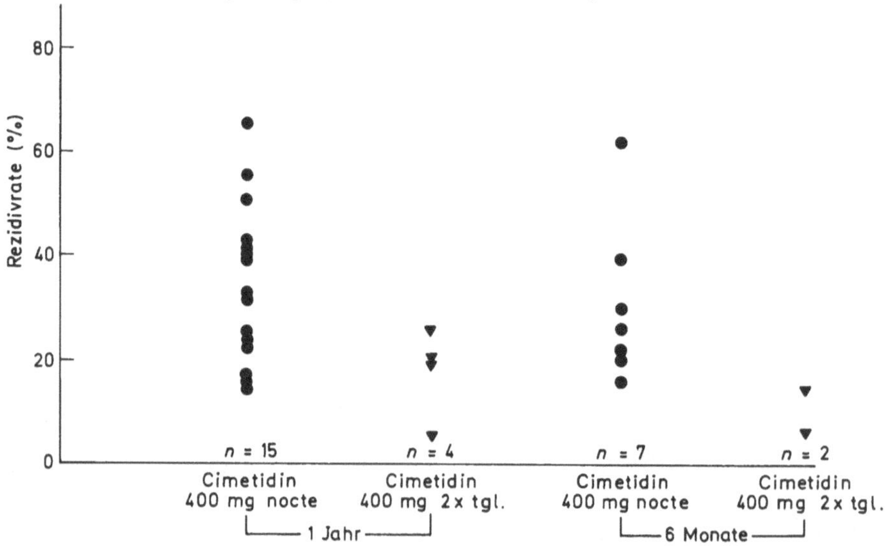

Die Mehrzahl der Patienten kommt mit 400 mg **Cimetidin nocte** aus, nur wenige benötigen eine Verdoppelung der Dosis.

Vergleichbar gut dokumentiert ist die Langzeitbehandlung des Ulcus duodeni mit **Ranitidin**.

► Unter 150 mg **Ranitidin nocte** bleibt innerhalb eines Behandlungszeitraumes von 6–12 Monaten ca. 70–75% der Patienten rezidivfrei. Dosis-Findungs-Studien haben die Überlegenheit von 1×150 mg Ranitidin nocte gegenüber 1×100 mg Ranitidin nocte in der Rezidivprophylaxe gezeigt.

In mehreren Studien wurden beide H_2-Blocker direkt nebeneinander verglichen (Tab. 10). Während die ersten Studien eine Ebenbürtigkeit beider Medikamente erkennen ließen, weisen neuere Untersuchungen darauf hin, daß unter 150 mg Ranitidin nocte die jährliche Rezidivquote mit ca. 20% niedriger gehalten werden kann als unter 400 mg Cimetidin nocte mit 35% Rezidive pro Jahr (Tab. 11). Dieser Unterschied dürfte auf der stärker ausgeprägten antisekretorischen Wirkung von Ranitidin beruhen.

Geht man von einem molaren Wirkstärkeverhältnis von Cimetidin/Ranitidin von 1/4-6 aus, dann entsprechen 150 mg Ranitidin tgl. 600–900 mg Cimetidin tgl.

Tabelle 10 Ulcus duodeni – Rezidivraten unter Ranitidin bzw. Cimetidin nach einem Jahr

Autor	n	Rezidivrate nach 1 Jahr (in %) Ranitidin	Cimetidin
Boyd et al., 1982	92	30	36
Hunt et al., 1982	61	25	24
Silvis et al., 1984	99	12	30
Gough et al., 1984	375	15	29

Tabelle 11 Ulcus diodeni – Rezidivraten unter Ranitidin und Cimetidin. Eine direkte Vergleichsstudie

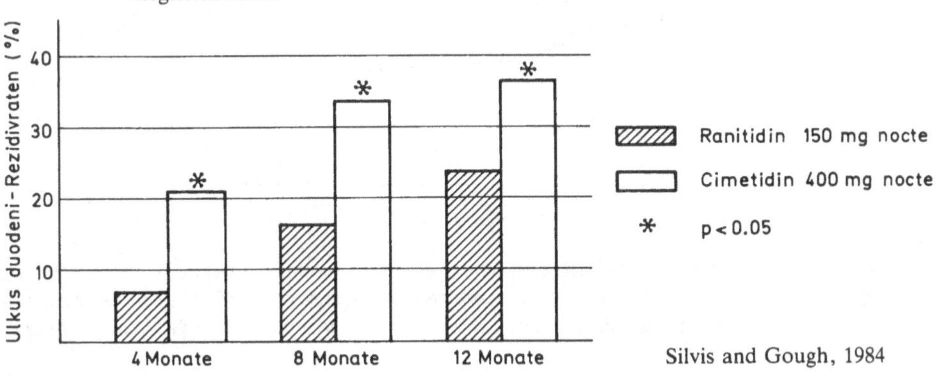

Silvis and Gough, 1984

In einer multizentrisch durchgeführten Studie konnte auch die Wirksamkeit von 20 mg Famotidin nocte in der Rezidivprophylaxe der Ulcus duodeni-Erkrankung gezeigt werden. Nach 6 Monaten lag die Rezidivquote unter Placebo bei ca. 55%, während sie unter 20 mg Famotidin nocte auf ca. die Hälfte gesenkt werden konnte.

Asymptomatische Ulcera

Diesen Langzeitstudien kommt eine besondere Aussagekraft zu, da in regelmäßigen und kurzfristigen Abständen, unabhängig vom jeweiligen Beschwerdebild, endoskopische Kontrollen erfolgten. Man weiß heute, daß ca. 30–40% der peptischen Ulcera symptomlos, d. h. ohne dyspeptische Beschwerden und Schmerzen etc. auftreten. Diese asymptomatischen Ulcera werden übersehen, wenn, wie früher üblich, nur beim Auftreten vom Ulkussymptomen endoskopiert wird.

Die bisher in Langzeitstudien gewonnenen Erfahrungen sprechen dafür, daß die H_2-Rezeptor-Antagonisten den natürlichen Verlauf der Ulkus-Erkrankung nicht ändern (Abb. 32). So treten nach Absetzen einer Langzeittherapie Rezidive mit der gleichen Häufigkeit auf, wie bei nicht behandelten Patienten. Auch bei Langzeitgabe sind somit „Rebound-Phänomene“, wie sie zunächst befürchtet wurden, nicht zu erwarten.

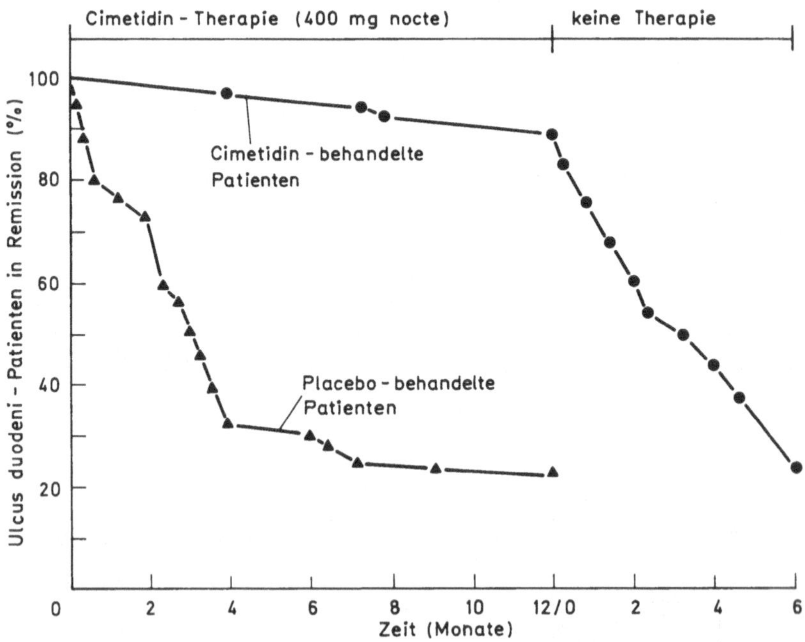

Abb. 32 Ulcus duodeni-Rezidivraten unter einer Cimetidin-Erhaltungstherapie (400 mg nocte) bzw. Placebo. Nach Absetzen von Cimetidin sind die Rezidivraten mit denen der placebobehandelten Kontrollgruppe identisch (nach Gudmand-Höyer et al., 1978)

Kontinuierliche versus intermittierende Therapie

Umstritten ist derzeit noch, ob Patienten mit chronischer Ulcus duodeni-Erkrankung **kontinuierlich** oder **intermittierend** (d. h. nur bei Vorliegen eines Ulkusschubes) behandelt werden sollen.

Bei der **intermittierenden** Behandlung nehmen die Patienten, sobald Ulkus-Beschwerden auftreten, über 1–2 Wochen H_2-Rezeptor-Antagonisten ein. Die Wirksamkeit dieses in der Praxis oft angewandten Verfahrens ist allerdings bisher in kontrollierten Studien nicht dokumentiert. Ihre Kosten sind geringer als die der kontinuierlichen Langzeittherapie.

Den größten Nutzen von einer **kontinuierlichen Langzeitgabe** dürften Patienten mit Ulkuskomplikationen in der Anamnese (z. B. Blutung), mit häufigen Rezidiven (2–3 pro Jahr) sowie Ältere mit erhöhtem Operationsrisiko haben. Die Kosten einer Dauertherapie mit H_2-Blockern betragen derzeit ca. 1000,– DM pro Jahr. Durch dieses Vorgehen kann das Risiko der Spätkomplikation der chronischen Ulcus duodeni-Erkrankung, die organisch bedingte Pylorusstenose, vermindert werden.

Ulcera, die unter einer Dauertherapie auftreten, können durch **Verdoppelung** der H_2-Blocker-Dosis geheilt werden.

Die klinischen Charakteristika des Rezidivs unter Dauertherapie wurden in letzter Zeit eingehender untersucht. Es scheint, daß Rezidivulcera unter Langzeittherapie einen klinisch blanderen Verlauf nehmen. So soll die Blutungsincidenz bei Patienten mit Rezidivulcus ohne Langzeitbehandlung von 30% auf nur 2% unter Dauertherapie zurückgehen. Weiterhin bleiben unter Dauertherapie bis zu 40% der Rezidive asymptomatisch und werden nur durch eine Routineendoskopie entdeckt. Symptomatische Rezidive unter einer Langzeittherapie sprechen demnach dafür, daß der Patient die Tabletten nicht regelmäßig eingenommen hat.

Über den klinischen Verlauf von Ulcera, die unter fortdauernder Behandlung mit abendlicher H_2-Rezeptor-Antagonisten-Gabe über mehr als zwei Jahre in Remission blieben, ist wenig bekannt. Wir wissen noch nicht, ob die Ulkus-Erkrankung, wenn eine Remission therapeutisch über einige Jahre aufrecht erhalten werden kann, von selbst ausheilt, oder ob eine lebenslange Behandlung der Ulkus-Erkrankung erforderlich ist.

► Eine über mehrere Jahre gehende Langzeitstudie mit **Cimetidin** bei Patienten, die ursprünglich selektiv operiert werden sollten, ließ erkennen, daß immerhin der Hälfte durch eine konsequente **Cimetidin-Langzeitprophylaxe** die **Operation erspart** werden konnte.

Cimetidin und Ranitidin haben sich auch bei Langzeitanwendung als **gut verträglich** erwiesen. Dies scheint nach ersten Erfahrungen auch für den dritten H_2-Rezeptor-Antagonisten Famotidin zu gelten.

Nur in seltenen Fällen treten Nebenwirkungen auf, (wie z. B. Hepatitis, Cholestase, Leukopenie etc.), die eine Beendigung der Langzeitbehandlung erforderlich machen. Da sich die H_2-Rezeptor-Antagonisten hinsichtlich des Nebenwirkungsprofils nicht unbedingt gleichen, kann bei individueller Unverträglichkeit auf einen anderen H_2-Blocker ausgewichen werden. Dies gilt besonders für Unverträglichkeitsreaktionen allergischer Genese, da eine Kreuzreaktion beispielsweise zwischen Cimetidin und Ranitidin nicht besteht.

Rückgang elektiver Ulkus-operationen: Beweis der Effektivität des neuen Wirkprinzips

Elektive Eingriffe am oberen Gastrointestinaltrakt werden durch die Fortschritte auf dem medikamentösen Sektor zunehmend seltener ausgeführt. Aus europäischen Ländern und den Vereinigten Staaten von Amerika werden rasch abnehmende Fallzahlen elektiver Eingriffe nach Einführung von Cimetidin berichtet (Abb. 33).

Elektive Eingriffe scheinen u. E. nur dann gerechtfertigt zu sein, wenn

a) zu befürchten ist, daß der Patient nicht zuverlässig seine Medikamente einnimmt,

b) Nebenwirkungen vorkommen,

c) trotz kontinuierlicher Langzeitgabe gehäuft Rezidive auftreten.

Im letzteren Falle sollte auch an das seltene Zollinger-Ellison-Syndrom gedacht werden. Ein bis zwei Rezidive pro Jahr stellen somit nicht ohne weiteres eine Operationsindikation dar, da diese in der Regel auf 800–1000 mg Cimetidin tgl., 300 mg Ranitidin tgl. bzw. 40 mg Famotidin tgl. gut ansprechen.

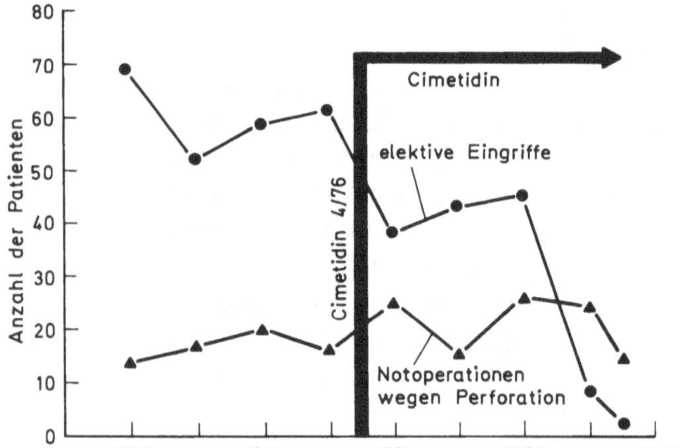

Abb. 33 Häufigkeit operativer Eingriffe beim Ulcus duodeni vor und nach Einführung von Cimetidin in Rotherham (England) (nach Bardhan, 1981)

11.2 Ulcus ventriculi

Rezidivprophylaxe derzeit noch umstritten

Widersprüchliche Angaben werden über die Rezidivquoten beim Ulcus ventriculi mitgeteilt. Die Zahlen schwanken zwischen 40% und 100% pro Jahr. Ähnlich wie beim Ulcus duodeni soll die Mehrzahl der Rezidive innerhalb der ersten 6 Monate nach erfolgter Abheilung auftreten.

Für diese Indikation liegen weniger Studien vor als für das Ulcus duodeni. Cimetidin wurde in einer täglichen Dosierung von 2×400 mg
Ranitidin in einer von 150/mg gegeben.

Dabei erwiesen sich beide H_2-Rezeptor-Antagonisten als vergleichbar wirksam:

► **Rezidivraten** konnten durchschnittlich von 60–100% in den Kontrollen auf 0–25% pro Jahr gesenkt werden (Tab. 12).

Trotz nachgewiesener Wirksamkeit bestehen bei vielen Gastroenterologen Bedenken bezüglich einer Langzeitgabe von H_2-Blockern bei der chronischen benignen Ulcus ventriculi-Erkrankung. Anders als beim Ulcus duodeni muß daran gedacht werden, daß ein sich hinter einem Ulkus versteckendes Malignom medikamentös über längere Zeit therapiert wird. Die Indikation für einen operativen Eingriff wird daher großzügiger gestellt. Sie erscheint gerechtfertigt, wenn Rezidive in rascher Reihenfolge auftreten und wenn das Ulkus einen sehr zögernden Heilungsverlauf erkennen läßt.

Tabelle 12 Rezidivhäufigkeit bei kontrollierter, doppelblinder Langzeitprophylaxe des Ulcus ventriculi mit Cimetidin im Vergleich zu Carbenoxolon, Caved-S oder Placebo

Autor	Substanz	Dauer	Cimetidin-dosierung	Patienten	Rezidive [%]
Bianchi Porro et al.	Cimetidin	1 Jahr	400 mg nocte	16	25
	Carbenoxolon			14	43
Hentschel et al.	Cimetidin	1 Jahr	400 mg nocte	54	14
	Placebo			54	55
Jensen et al.	Cimetidin	1 Jahr	2 × 400 mg	10	0
	Placebo			9	56
Kang et al.	Cimetidin	1 Jahr	2 × 400 mg	15	0
	Placebo			16	43
Machel et al.	Cimetidin	11 Monate	1000 mg	11	18
	Placebo			14	86
McAdam et al.	Cimetidin	6 Monate	400 mg nocte	12	33
	Caved-S			12	25

12. Prophylaxe der Streßulkusblutung

Risikopatienten

Streß-induzierte Läsionen bzw. Blutungen aus dem oberen Gastrointestinaltrakt stellen ein wichtiges Problem der Intensivmedizin dar. So muß beispielsweise bei Patienten mit Schädel-Hirn-Trauma, bzw. mit ausgedehnten Verbrennungen (mehr als 30% der Körperoberfläche) mit dem Auftreten streßbedingter Schleimhautschädigungen gerechnet werden. Auch nach Polytrauma, nach größeren abdominellen Eingriffen, bei Sepsis und nach Organtransplantationen finden sich gehäuft derartige Komplikationen. Hepatische, diabetische und urämische Komazustände gehen ebenfalls gehäuft mit streßinduzierten Veränderungen einher (Tab. 13).

Die Schleimhautschädigungen stellen sich entweder als flache, scharf begrenzte Erosionen, die nur zur Muscularis mucosae reichen, oder aber als tiefer greifende Epitheldefekte (akute Ulcera) dar (Abb. 34). Erstere benötigen zur Abheilung nur wenige Tage, letztere hingegen einen längeren Zeitraum.

● Die Unterscheidung zwischen **Erosion** und **akutem Ulkus** ist von wesentlicher Bedeutung, da es in der Regel nur bei einer über die Muscularis mucosae hinausreichenden Läsion zu einer klinisch gravierenden Blutung kommen kann (Abb. 35).

Pathogenese

● Bei der Entstehung dieses Krankheitsbildes spielt die **Mangeldurchblutung der Magenschleimhaut** eine entscheidende Rolle. Die Korpusschleimhaut deckt ihren hohen Energiebedarf ausschließlich über aerobe Stoffwechselvorgänge. Hyp- bzw. Anoxie führen daher rasch zum Zusammenbruch des Zellstoffwechsels. An diesen vorgeschädigten Arealen können agressive Faktoren, wie Salzsäure, Pepsin, Gallensäure und Lysolecithin die normalerweise undurchdringbare Schleimhautbarriere aufbrechen.

Erhöhte Säuresekretionswerte werden u. a. bei Patienten mit Schädel-Hirn-

Tabelle 13 Klinische Situationen mit einem erhöhten Risiko einer Streßulkusblutung (nach Lorenz et al.)

- Verbrennungen (> 30% der Körperoberfläche)
- Polytrauma
- Schädel-Hirn-Trauma
- Mehrfache Organinsuffizienz
- Peritonitis, Sepsis
- Organtransplantation

Traumata, Verbrennungen und respiratorischer Insuffizienz beobachtet. Der Salzsäure kommt somit eine eher permissive als zentrale Rolle bei der Ausbildung der Streßläsion zu.

► Dennoch steht eine Reduktion des Säure- und Pepsin-Gehaltes des Magensaftes im Mittelpunkt der therapeutischen Bemühungen.

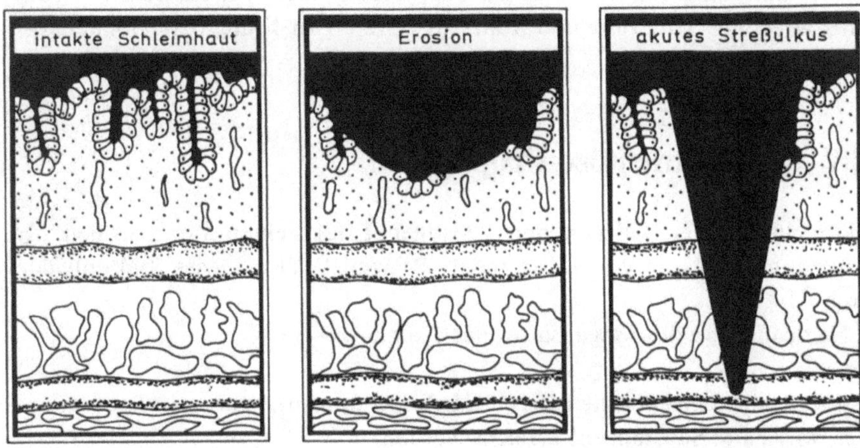

Abb. 34 Mikroskopische Anatomie der Magenschleimhaut: Intakte Schleimhaut, Erosion und akutes Streßulkus

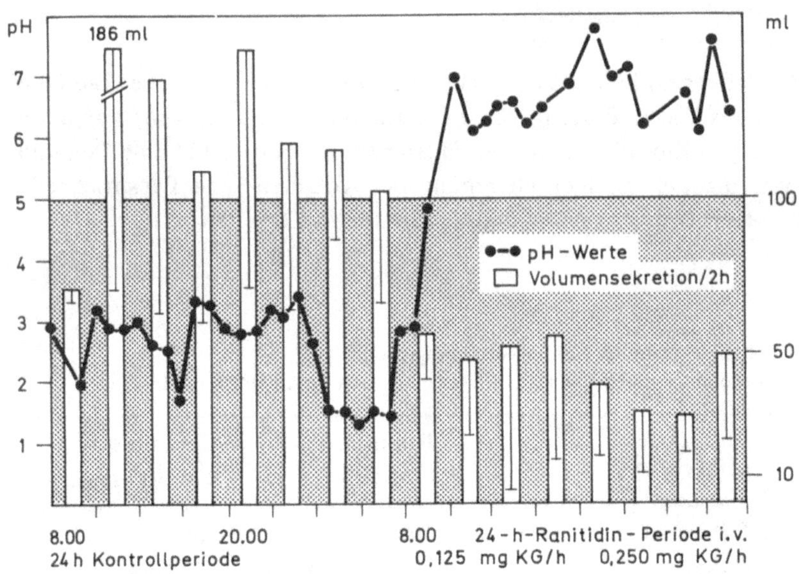

Abb. 35 Volumensekretion und intragastrale pH-Werte bei parenteral ernährten Intensivpatienten während einer 24stündigen Kontrollperiode und einer 24stündigen Ranitidin-Testperiode (nach Dammann et al., 1983)

12.1 Basisbehandlung

Streßläsionen bzw. Blutungen haben seit Anfang der 70er Jahre an Häufigkeit deutlich abgenommen. Dies ist die Folge verbesserter intensivmedizinischer Maßnahmen, wie z. B. konsequente Behandlung der Grunderkrankungen und ihre Komplikationen, wie z. B. Schock, Sepsis oder respiratorische Insuffizienz, adäquate Sedierung und frühzeitige orale Ernährung bzw. Sondenkost.

12.2 Medikamentöse Prophylaxe

Zahlreiche Studien belegen den günstigen Effekt einer intragastralen pH-Anhebung auf Werte von 4 und mehr. Prinzipiell kann dieses Ziel entweder durch

- **Neutralisation** des Magensaftes mit Antazida

oder

- aber mit **Sekretionshemmern** (H_2-Rezeptor-Antagonisten, antimuskarinisch wirksame Substanzen) erreicht werden.

Die einfachere Handhabung macht die **Histamin-H_2-Rezeptor-Antagonisten** zu den zur Zeit bei Patienten mit hohem Blutungsrisiko am häufigsten eingesetzten Medikamenten.

H_2-Blocker Medikamente erster Wahl

Beide H_2-Blocker senkten in zahlreichen kontrollierten Studien die Häufigkeit von gastrointestinalen Blutung von ca. 50% (in den Kontrollen) auf durchschnittlich 12% (Tab. 14). In einigen Fällen reichten bereits 1200 mg Cimetidin täglich aus, um neben einer Hemmung der Volumen- und Pepsinsekretion intragastrale pH-Werte von >4 über 24 Stunden zu erzielen.

Tabelle 14 H_2-Blocker in der Streßulkusblutungsprophylaxe: Ergebnisse einer deutschen Maltizenterstudie (nach Barth et al., 1985)

	Ranitidin 4 × 50 mg i. v.	Cimetidin 4 × 400 mg i. v.
Anzahl der Patienten	192	188
Blutungsepisoden	5 (2,6%)	12 (6,4%)
nicht blutende Streßerosion (endoskopisch)	11,8%	18,3%

► In der Regel muß jedoch **Cimetidin** in der Blutungsprophylaxe in einer Dosierung von 1600–2400 mg tgl. verabreicht werden. Amerikanischen Autoren zufolge konnte allerdings selbst durch Verdoppelung der täglichen Cimetidin-Dosis von 1200 auf 2400 mg der Prozentsatz von Patienten mit einem intragastralen pH > 3,5 von ca. 50% auf ca. 80% angehoben werden (Tab. 15).

Dies bedeutet, daß in ca. 20% der Fälle die Säuresekretion selbst durch Maximaldosen von Cimetidin nicht ausreichend gehemmt wird. Die Ursache dieser sog. „Cimetidin-Resistenz" ist nicht bekannt. Sie soll gehäuft bei Patienten mit Sepsis und Nierenversagen vorkommen. Inwieweit eine parenterale Ernährung zu einem nicht-adäquaten Ansprechen der Säuresekretion auf Cimetidin beiträgt, ist im Augenblick noch unklar. Da sich dieses Phänomen offensichtlich auch erst während einer Histamin-H_2-Rezeptor-Blockade mit Cimetidin entwickeln kann, sollte möglichst 1× täglich die pH-Messung des Magenaspirates bei entsprechenden Risikopatienten durchgeführt werden.

► Dies gilt im Prinzip auch für den zweiten Histamin H_2-Rezeptor-Antagonisten **Ranitidin**, der sich gegenüber Cimetidin bei i.v.-Applikation auf molarer Basis durch eine 6- bzw. 8fach stärkere Säurehemmung auszeichnet. Die tägliche Gabe von 4×50 mg Ranitidin i.v. führt zu intragastralen pH-Anstiegen, die mit 4×400 mg Cimetidin i.v. vergleichbar sind. Es konnte darüberhinaus gezeigt werden, daß eine kontinuierliche Infusion von 0,125–0,250 mg pro kg Körpergewicht pro Stunde Ranitidin bewirkt einen dauerhaften Anstieg des intragastralen pH-Wertes über 24 Stunden. Bei besonders gefährdeten Patienten, wie z. B. solchen mit Sepsis oder Peritonitis, ist eine Dosiserhöhung von Ranitidin – wie im Falle von Cimetidin – auf 300 mg tgl. erforderlich, um den intragastralen pH-Wert adäquat anzuheben (Abb. 36).

Kombinationsbehandlung mit Pirenzepin bzw. Antazida

Da H_2-Blocker und antimuskarinisch wirksame Substanzen, wie z. B. Pirenzepin über unterschiedliche Mechanismen die Säuresekretion blockieren, wird von verschiedenen Seiten eine **Kombinationsbehandlung** mit beiden Substanzen für diese Indikation befürwortet.

Tabelle 15 Cimetidin-Dosierung und intragastrales pH-Verhalten bei Intensivpatienten

Dosierung/Tag	pH < 3,5
1200 mg	18/38 (47%)
1800 mg	9/39 (23%)
2400 mg	7/38 (18%)
	(nach Priebe et al., 1980)
1600 mg	11/39 (28%)
	(nach Martin et al., 1979)

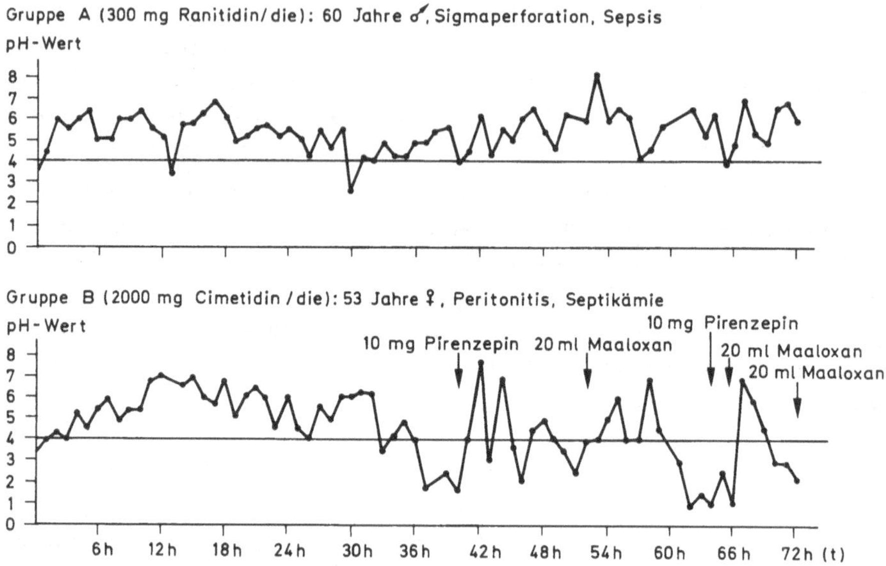

Abb. 36 Charakteristische pH-Profile über 72 Stunden bei je einem Intensivpatienten unter Ranitidin bzw. Cimetidin (nach Ketterl et al., 1985)

Damit kann eine Kombinationsbehandlung von H_2-Blockern und Pirenzepin beispielsweise in den Fällen vorgenommen werden, in denen eine Monotherapie mit H_2-Rezeptor-Antagonisten nicht ausreichend ist.

► Auch existieren Hinweise, daß eine **Kombinationstherapie** von H_2-Blokkern und Antacida wesentlich wirksamer in der **Verhinderung von Streßblutungen** ist als die alleinige Gabe einer dieser Substanzen.

Famotidin ist bei i. v. Gabe auf molarer Basis 20–40 mal stärker antisekretorisch wirksam als Cimetidin und ca. 6–8fach stärker als Ranitidin. Bei chirurgischen Intensivpatienten konnte der intragastralen pH über einen Beobachtungszeitraum bis zu 7 Tagen mit täglichen Famotidin-Dosen von 20–30 mg auf Werte über 3,5 und mehr gehalten werden. Eine vergleichbare pH-Anhebung wurde bei diesen Patienten mit 150–200 mg Ranitidin i. v. gesehen (Abb. 37). Blutungsepisoden wurden nicht beobachtet.

12.3 Praktisches Vorgehen

Neben den oben bereits geschilderten Allgemeinmaßnahmen (Absaugen des Magensaftes, frühzeitige Sondenernährung, intensive Schockbehandlung etc.)

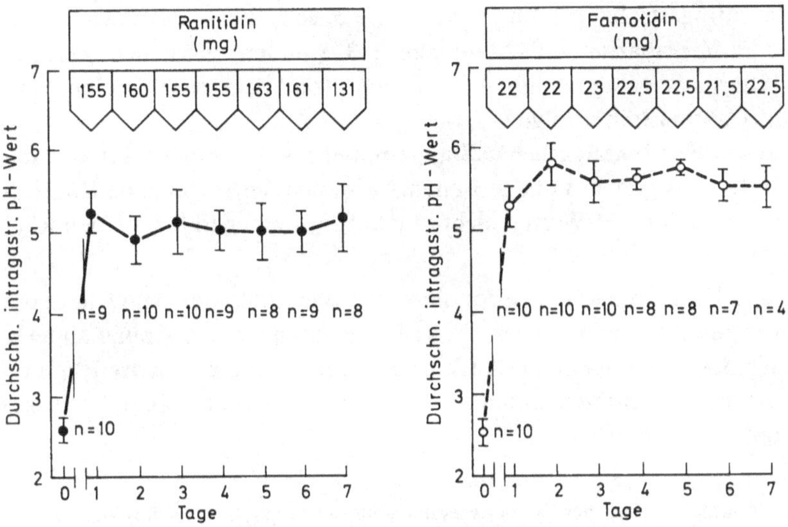

Abb. 37 Intragastrales pH-Verhalten bei chirurgischen Intensivpatienten unter i. v. Ranitidin und i. v. Famotidin (nach Friedl et al., 1985)

sollte bei allen Risikopatienten eine gezielte medikamentöse Streßulkus-Prophylaxe durchgeführt werden. Wegen der einfacheren Handhabung dürften hierbei die H_2-Rezeptor-Antagonisten Therapeutika erster Wahl sein.

Dosierungsempfehlungen

▶ **Cimetidin** sollte dabei in einer Dosierung von 1600–2000 mg/24 Stunden i. v.

▶ **Ranitidin** in einer Dosierung von 200–300 mg/24 Stunden i. v.,

▶ **Famotidin** in einer Dosierung von 20–40 mg/24 Stunden i. v. verabreicht werden.

Die H_2-Blocker sollten entweder als Kurz- oder Dauerinfusion gegeben werden. Bei diesem Vorgehen soll jedoch regelmäßig mindestens 1× pro Tag der intragastrale pH überprüft werden. Bei diesen Dosierungen von H_2-Blockern gelingt es in der Mehrzahl der Fälle, den pH adäquat über 3,5 und mehr anzuheben. Bei Patienten mit eingeschränkter Nierenfunktion ist entsprechend der Kreatininclearance bzw. den Kreatininwerten eine Dosisreduktion erforderlich:

Bei Serumkreatininwerten über 2,5 mg% sollten
maximal 600–800 mg Cimetidin täglich,
100–150 mg Ranitidin täglich bzw.
20 mg Famotidin täglich verabreicht werden.

Kommt es unter Monotherapie mit H_2-Blockern nicht zu einem adäquaten

Anstieg des intragastralen pH auf Werte über 3,5, so sollten Antazidagemische mit hoher Pufferkapazität, 10–20 ml alle 2–3 Stunden, zusätzlich gegeben werden. Alternativ hierzu könnte auch eine Kombinationsbehandlung mit 3×10 mg i.v. Pirenzepin erfolgen.

▶ Eine solche **Kombinationsbehandlung** empfiehlt sich auf allen Intensivstationen, auf denen wegen des pflegerischen Aufwandes entsprechende Kontrollen des intragastralen pH-Wertes nicht regelmäßig durchgeführt werden können (Tab. 16).

Ranitidin und Famotidin scheinen für diese spezielle Indikation dem Cimetidin überlegen zu sein, da sie im Gegensatz zu Cimetidin nicht den Abbau anderer Pharmaka in der Leber hemmen. Auch ist der Effekt auf die tubuläre Elimination von Arzneimittelstoffen unter Ranitidin und Famotidin weniger ausgeprägt als unter Cimetidin.

Tabelle 16 Praktisches Vorgehen bei der medikamentösen Prophylaxe der Streßulkusblutung

Anhebung des intragastralen pH > 4,0 durch		
Ranitidin (200–300 mg/24 h i. v.)		Mg/Al-haltige Antazida mit hoher Pufferkapazität (10–20 ml 2–3 Std. i. g.)
bzw.	mit/ohne	
Cimetidin (1600–2400 mg/24 h i. v.)		Pirenzepin (3 × 10 mg i. v.)

13. Manifeste obere gastrointestinale Blutung

Wenn aus Großbritannien mitgeteilte Daten allgemeine Gültigkeit besitzen, dann tritt eine obere gastrointestinale Blutung mit einer Häufigkeit von 1:2000 pro Jahr auf. Jeder 10. Patient stirbt an dieser Blutung. Die häufigste Blutungsursache ist ein peptisches Geschwür; die meisten Patienten, die hieran sterben, sind im fortgeschrittenen Alter. Die Erfahrung lehrt, daß Patienten mit schwerer bzw. rezidivierender Blutung so rasch wie möglich operiert werden sollten. Da ältere Patienten bzw. solche mit eingeschränkter Herz-, Lungen- und Nierenfunktion einen chirurgischen Eingriff nur schlecht tolerieren, sollte nach einer effektiven medikamentösen Therapie für dieses Krankheitsbild gesucht werden.

Bei **Blutungen aus Erosionen** und **Ulcerationen** konnten unkontrollierte Beobachtungen eine günstige Wirkung der **H_2-Rezeptor-Antagonisten** zeigen.

Langman und Mitarbeiter überprüften die Daten von über 2500 Patienten aus 27 kontrolliert durchgeführten Studien. Die Auswertung ergab, daß

Wirksamkeit bisher nicht eindeutig gezeigt

H_2-Rezeptor-Antagonisten die Häufigkeit einer Rezidivblutung um 10%, die eines operativen Noteingriffes um 20% und die Gesamtmortalitätsrate um ca. 30% reduzieren,

wobei sich nur für die zwei letzteren Parameter eine statistische Signifikanz gegenüber Placebo sichern ließ. Aufgrund dieser Daten ist der Ansatz von H_2-Blockern bei dieser Indikation gerechtfertigt. – Die H_2-Blocker Dosierung entspricht derjenigen, die üblicherweise zur Prophylaxe der Streßulkus-Blutung eingesetzt wird.

14. Postoperative Rezidivulcera

Die moderne Chirurgie des peptischen Ulkus ist konservativ. Das bedeutet, daß der Eingriff so klein wie möglich gehalten werden sollte, um Mortalität und postoperative Morbidität, z. B. Dumpingsyndrom und Diarrhoe, auf ein Minimum zu begrenzen. Dieses Vorgehen, meist durch die Parietalzell-Vagotomie gewährleistet, nimmt jedoch eine steigende Zahl postoperativ auftretender Rezidivulcera in Kauf. In einigen neueren Studien werden postoperative Rezidivraten zwischen 10 und 25% innerhalb von 5 Jahren angegeben.

Postoperative Rezidivulcera sollten **medikamentös behandelt** werden, da eine Re-Operation mit einer deutlich erhöhten Mortalität und Morbidität einhergeht.

H_2-Blockade derzeit einzige medikamentöse Behandlungsform

Bis in die späten 70er Jahre wurden mit der medikamentösen Behandlung jedoch nur unbefriedigende Ergebnisse erzielt. Erst die H_2-Blocker brachten auf diesem Gebiet einen Fortschritt.

▶ **Cimetidin** wird hierbei in täglicher Dosierung von 1000–1200 mg,

▶ **Ranitidin** in einer von 300 mg tgl. eingesetzt.

▶ Unter dieser Therapie heilen innerhalb von 4–8 Wochen mehr als 80–90% aller postoperativer Rezidivulcera ab.

Beide H_2-Rezeptor-Antagonisten können demnach bei dieser speziellen Indikation ebenso erfolgreich eingesetzt werden, wie beim unkomplizierten Ulcus pepticum. Ob postoperative Rezidivulcera auch durch 1× abendliche Gabe von H_2-Rezeptor-Antagonisten in der Kurz- und Langzeitbehandlung wirksam therapiert werden können, ist derzeit nicht bekannt.

Mit beiden H_2-Rezeptor-Antagonisten gelingt auch eine erfolgreiche Langzeitbehandlung. Die Tagesdosen von **Cimetidin** liegen zwischen 800 und 1000 mg, die von **Ranitidin** bei 150 – maximal 300 mg.

15. Zollinger-Ellison-Syndrom

Als seltene Spielart des peptischen Ulcusleidens ist das Zollinger-Ellison-Syndrom (ZES) aufzufassen. Es handelt sich hierbei um einen bzw. mehrere gastrin-produzierende Tumoren, die häufig außerhalb des Magens und oft im Pankreas lokalisiert sind. Diese Tumoren produzieren im Übermaß Gastrin, das eine Hypersekretion von Magensaft hervorruft, was wiederum eine ausgeprägte **Ulcus-Diathese** nach sich zieht. Die Gastrinome sind nicht selten nur schwer zu lokalisieren und oft nicht kurativ entfernbar.

ZES-Härtetest für antisekretorische Pharmaka

Seit Einführung der Histamin H_2-Rezeptor-Antagonisten hat sich die Therapie des Zollinger-Ellison-Syndroms grundlegend geändert. Während früher die totale Gastrektomie Behandlungsverfahren der Wahl war,

▶ gelingt es heute mit diesen Substanzen allein oder in Kombination mit Anticholinergika die pathologisch gesteigerte **Säuresekretion** dieser Patienten wirkungsvoll zu **unterdrücken.**

1974 wurden die H_2-Blocker erstmals bei diesem Krankheitsbild eingesetzt. Zur adäquaten Einstellung der pathologisch gesteigerten Säuresekretion ist bei ZES-Patienten im Vergleich zu „normalen" Ulcus duodeni-Patienten eine 4–6 mal höhere tägliche Dosis erforderlich. Metiamid war der erste H_2-Blocker, der ZES-Patienten in einer Dosierung von 1000 und 1800 mg tgl. gegeben wurde. Allerdings mußte Metiamid, wie bereits eingangs erwähnt, wegen hämatotoxischer Nebenwirkungen aus der weiteren klinischen Anwendung entfernt werden.

Nachlassen der Beschwerden, wie z. B. Oberbauchschmerzen, retrosternales Brennen, Dysphagie und Diarrhöen, läßt nicht ohne weiteres Rückschlüsse auf den therapeutischen Erfolg, d. h. die effektive Kontrolle der Säuresekretion zu.

▶ Dagegen gilt die **Unterdrückung der Basalsekretion** auf Werte unter 10 mmol H^+-/Stunde als verläßliches Kriterium.

Patienten, deren basale Säuresekretion konstant unter dieser Schwelle gehalten wird, entwickeln in der Regel keine peptischen Geschwüre.

„Escape-Phänomen"

Cimetidin wurde in Tagesdosen von bis zu 8–10 g von ZES-Patienten selbst über längere Zeit gut toleriert. Nicht selten entwickelt sich jedoch ein sog. „Escape-Phänomen": Symptome treten erneut auf und erfordern eine Erhöhung der Dosis.

► Unter **Cimetidin** verschwinden die Ulkus-Symptome bei über 50% der Patienten innerhalb einer Woche, die Ulcera heilen im Durchschnitt nach 4 Wochen ab.
► **Cimetidin** führt demnach bei Patienten mit Zollinger-Ellison-Syndrom vergleichbar schnell wie bei einer „normalen" Ulcus pepticum-Erkrankung zu einer symptomatischen Besserung und Heilung.

Ein Nachteil von Cimetidin ist die relativ kurze Wirkdauer. So hemmen 400 mg Cimetidin die Säuresekretion nur über etwa 6 Stunden. Der Patient ist auf eine meist 4–6 mal tägliche Einnahme angewiesen.

► 150 mg **Ranitidin** und 40 mg **Famotidin** unterdrücken dagegen die menschliche Säuresekretion über einen längeren Zeitraum. Famotidin übertrifft dabei auch die Wirkdauer von Ranitidin um ca. 30%. Aus diesem Grunde ist mit beiden Substanzen eine adäquatere Kontrolle der pathologisch gesteigerten Säuresekretion möglich (Abb. 38).

In vergleichenden Untersuchungen ließ sich zeigen, daß eine Kontrolle der pathologisch gesteigerten Säuresekretion bei ZES-Patienten durch eine mittlere Tagesdosis von 0,24 g Famotidin zu erreichen war. Die entsprechenden Tagesdosen von Ranitidin und Cimetidin lagen bei 2,1 g bzw. 7,8 g.
Wie unter Cimetidin treten jedoch auch unter Ranitidin und Famotidin sog.

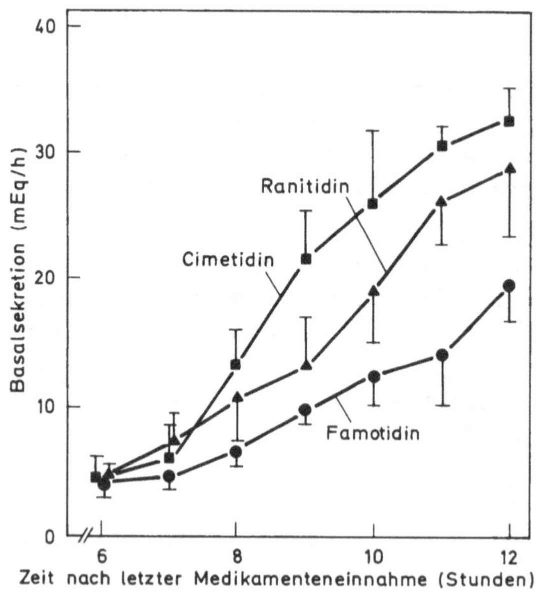

Abb. 38 Wirkdauer äquipotenter Dosen von Famotidin, Ranitidin und Cimetidin bei 5 Zollinger-Ellison-Patienten. Nach Absetzen der jeweiligen Medikamente wurde die Basalsekretion von der 6. bis zur 12. Stunde bestimmt (Mittelwerte ± SD) (nach Howard et al., 1985)

„Escape-Phänomene“ auf. Bemerkenswerterweise besteht zwischen den individuellen Tagesdosen aller drei H_2-Antagonisten, die zur Unterdrückung der gesteigerten Säuresekretion notwendig sind, eine enge Korrelation:

► Patienten, die nur geringe Dosen Cimetidin oder Ranitidin benötigen, kommen auch mit relativ niedrigen Famotidin-Dosen aus.

Während männliche Zollinger-Ellison-Patienten unter einer hochdosierten Cimetidin-Therapie in bis zu 50% antiandrogene Nebenwirkungen entwickeln, werden derartige Veränderungen unter einer längerdauernden und hochdosierten Ranitidin- und Famotidin-Therapie nicht beobachtet.

Cimetidin-induzierte Gynäkomastien und Impotenz bildeten sich zurück, wenn auf Ranitidin umgesetzt wird.

16. Verträglichkeit

Umfangreiche Erfahrungen liegen mit Cimetidin und Ranitidin vor, limitierte für das 1985 in Japan eingeführte Famotidin.

▶ **H_2-Blocker** zählen weltweit zu den umsatzstärksten Arzneimittelgruppen. Ihre Spitzenstellung dürften sie, neben ihrer nachgewiesenen Wirksamkeit, insbesondere auch der **guten Verträglichkeit** verdanken.

Bei Kurzzeitanwendung (4–8 Wochen) ist in weniger als 3% mit Nebenwirkungen zu rechnen.

Dies geht aus kontrollierten Studien hervor, in denen die beiden H_2-Blocker untereinander, mit Placebo bzw. anderen Ulkus-Therapeutika verglichen wurden. Zu identischen Resultaten kamen Erhebungen unter praxisnahen Bedingungen bei niedergelassenen Allgemeinärzten, Gastroenterologen und Internisten.

Insgesamt gute Verträglichkeit

Tabelle 17 gibt die Inzidenz der am häufigsten genannten Nebenwirkungen unter Cimetidin und Ranitidin an jeweils ca. 10 000 Patienten an. Art und Häufigkeit der Nebenwirkungen unter beiden H_2-Blockern gleichen sich. Am häufigsten sind der Gastrointestinaltrakt und das zentrale Nervensystem betroffen. Gleich häufig (0,4%) werden allergische Hautreaktionen angegeben, wobei eine Kreuzreaktion zwischen den beiden Medikamenten offensichtlich

Tabelle 17 Inzidenz der in klinischen Studien mit Cimetidin und Ranitidin am häufigsten genannten Nebenwirkungen in %

Nebenwirkung	Cimetidin (n = 9907)	Ranitidin (n = 12 441)
Diarrhoe	1,0	0,4
Übelkeit/Erbrechen	0,8	0,5
Hautausschlag/Juckreiz	0,4	0,4
Schwindel	0,3	0,5
Kopfschmerzen	0,2	0,6
Gynäkomastie	0,2	–
Obstipation	0,2	0,2
Muskelschmerzen	0,1	0,1

nicht besteht. Unter Cimetidin war die Inzidenz von Gynäkomastien geringfügig höher, Ausdruck der schwach ausgeprägten antiandrogenen Eigenschaft dieser Substanz.

Bei Langzeitanwendung ändert sich offensichtlich das Verträglichkeitsprofil beider Substanzen nicht wesentlich.

Auch Famotidin scheint bei Kurzzeitanwendung gut verträglich zu sein. Erfahrungen an mehr als 3000 Patienten, die an klinischen Studien teilgenommen hatten, deuten darauf hin, daß die in Tabelle 17 angegebenen Nebenwirkungen bzw. in Tabelle 18 aufgeführten Normabweichungen wichtiger Leberparameter auch unter dem neuen H_2-Rezeptor-Antagonisten in vergleichbarer Größenordnung zu erwarten sind.

Seltene Nebenwirkungen

Um seltene Nebenwirkungen erfassen zu können, ist man auf publizierte Einzelkasuistiken, Mitteilungen der Hersteller an die Zulassungsbehörden sowie eingesandte Beobachtungen behandelnder Ärzte an entsprechende Kommissionen angewiesen. Für den seit 1976/77 verfügbaren H_2-Blocker Cimetidin kann ein relativ klar umrissenes Bild gewonnen werden.

Wie Tabelle 19 zeigt, treten mit einer Häufigkeit von weniger als 1 pro 10 000 Verwirrtheitszustände (besonders bei älteren Patienten und solchen mit eingeschränkter Leber- und Nierenfunktion), mit einer Inzidenz von ca. 4 pro 100 000 „Hepatitis" bzw. Cholestase auf. Sehr selten sind hämatologische Veränderungen (2,3 pro 100 000), wie z. B. Leukopenie, Thrombopenie und Agranulozytose sowie interstitielle Nephritis (1 pro 100 000). In der Weltliteratur liegen bisher ca. 4 Fälle von gesicherter akuter Pankreatitis unter Cimetidin vor.

Tabelle 18 Normabweichungen wichtiger Leberparameter unter einer Kurzzeitbehandlung mit Famotidin und Ranitidin (2–8 Wochen)

	Famotidin			Ranitidin
	40 mg nocte (n = 255)	2 × 20 mg tägl. (n = 259)	2 × 40 mg tägl. (n = 258)	2 × 150 mg tägl. (n = 259)
Alkalische Phospatase ↑	1	–	–	2
Bilirubin ↑	1	2	1	–
SGOT ↑	–	–	1	3
SGPT ↑	–	1	1	4
Gesamthäufigkeit	(1%)	(1,2%)	(1,2%)	(2,3%)

Da Cimetidin in der Niere aktiv über denselben tubulären Exkretionsmechanismus wie Kreatinin ausgeschieden wird, ist es nicht überraschend, daß reversible Kreatinin-Anstiege beobachtet werden.

Nach den derzeit verfügbaren Daten dürften seltene Nebenwirkungen auch unter Ranitidin in vergleichbaren Größenordnungen zu erwarten sein. Bisher liegen Einzelbeobachtungen über anaphylaktoide Reaktionen, passagere Transaminasenanstiege bzw. Hepatitis, Leuko- bzw. Thrombopenien, Bradykardien nach i.v.-Bolus-Gabe und (sehr selten) Verwirrtheitszustände vor. Unter Ranitidin werden Anstiege des Serum-Kreatinins seltener beobachtet als unter Cimetidin.

Bei einem Teil der Berichte konnte allerdings ein Kausalzusammenhang zwischen Auftreten der Symptome und Einnahme beider H_2-Blocker nicht eindeutig belegt werden.

6–12monatige Langzeiterfahrungen mit 20 mg **Famotidin** nocte an 167 Patienten lassen die insgesamt **gute Verträglichkeit** des neuen H_2-Blockers erkennnen. Während Nebenwirkungen auf das Zentral-Nervensystem und den Gastrointestinaltrakt nicht häufiger waren als unter Placebo, wurden in 1,8% der Fälle unter Famotidin Normabweichungen wichtiger Laborparameter (wie z. B. Transaminasenanstiege) berichtet.

Unterschiedliche Wirkselektivität

Hinsichtlich der Wirkselektivität bestehen Unterschiede zwischen Cimetidin und den neueren H_2-Blockern Ranitidin und Famotidin. So verzögert Cimetidin die Elimination von Pharamaka, die über das mischfunktionelle Zytochrom P 448/450-haltige Oxygenasen-System der Leber verstoffwechselt werden (s. auch Kapitel 4). In der Literatur existieren seltene Fallberichte über beispielsweise unerwartete Blutungsepisoden unter gleichzeitiger Gabe eines oralen Anticoagulanz vom Warfarintyp, zentralnervöse Effekte unter Lidocain, Theophyllin, Imipramin und Verlangsamung der Herzfrequenz unter Betablokkern.

Unter Ranitidin und Famotidin ist nicht mit klinisch relevanten Interaktionen auf hepatischer Ebene zu rechnen. Die in einigen, humanpharmokologischen

Tabelle 19 Seltene Nebenwirkungen bei Cimetidin

< 1 : 10 000
Verwirrtheitszustände
Hepatitis/Cholestase
Agranulozytose/Thrombopenie
interstitielle Nephritis
akute Pankreatitis

Studien gesehenen Interaktionen zwischen Ranitidin und beispielsweise Nifedipin und Metropolol wurden von anderen Autoren nicht bestätigt.

Die sog. Phase 2-Reaktionen (z. B. Glucuronidierung) werden weder durch Cimetidin noch durch Ranitidin und Famotidin beeinflußt. Aus diesem Grunde kommt es bei gleichzeitiger H_2-Blocker-Gabe nicht zu einer Akkumulation und Wirkungsverstärkung von Phenprocoumon, Oxazepam und Lorazepam.

Wie ebenfalls in Kapitel 4 beschrieben, beeinflussen Cimetidin und in geringem Maße auch Ranitidin die renale Extraktion von Pharmaka, wie z. B. Procainamid und N-Acetyl-Procainamid. Als Ursache dieser Interaktion wird eine Hemmung des tubulären Sekretionsprozesses diskutiert. Dadurch ausgelöste Komplikationen wurden bisher nicht mitgeteilt, von den Erstbeschreibern wurde jedoch eine Dosisanpassung bei Problempatienten empfohlen. Dieser Interaktionsmechanismus dürfte für alle basischen, in der Niere eliminierten Medikamente und darüber hinaus auch für basische Metabolite zutreffen.

Im Gegensatz zu Cimetidin verdrängen Ranitidin und Famotidin nicht radioaktiv markiertes Testosteron aus dessen Rezeptor-Bindungsstellen in androgen sensitiven Geweben (s. auch Kapitel 5). Klinischer Hinweis auf fehlende antiandrogene Eigenschaften von Ranitidin und Famotidin ist die Beobachtung, daß Cimetidin-induzierte Gynäkomastien und Impotenz bei Zollinger-Ellison-Syndrom-Patienten (hohe Cimetidin-Dosen!) sich zurückbilden, wenn die neuen H_2-Blocker gegeben werden. Allerdings wurden sehr selten auch unter Ranitidin Gynäkomastien bzw. Fälle von Impotenz beschrieben. Sollten sie durch das Medikament verursacht sein, dann sind sie über den oben aufgezeigten Mechanismus nicht erklärbar.

Schlußfolgerung

Die beiden H_2-Blocker **Cimetidin** und **Ranitidin** sind **gut verträgliche** Pharmaka, Kurzzeit- bzw. Langzeitstudien gehen mit einer Nebenwirkungsquote von unter 3% einher.

Aufgrund der fehlenden Effekte auf den oxidativen Arzneimittelmetabolismus in der Leber sollte

► **Ranitidin** (und Famotidin) bevorzugt bei **polymorbiden** Patienten eingesetzt werden, die gleichzeitig noch andere Medikamente einnehmen.

► Aufgrund ihrer auf molarer Basis stärker ausgeprägten antisekretorischen Potenz und der fehlenden anti-androgenen Eigenschaften selbst bei hoher Dosierung sollten **Ranitidin** und **Famotidin** bei Patienten mit **gesteigerter Säuresekretion** (wie z. B. Zollinger-Ellison-Syndrom) bevorzugt eingesetzt werden.

Weiterführende Literatur

Blum, A. L. und J. R. Siewert: Ulcus-Therapie. Springer-Verlag, Heidelberg 1982.

Domschke, W. und Kenneth G. Wormsley (Hrsg.): Magen und Magenkrankheiten. Thieme-Verlag, Stuttgart 1981.

Misiewicz, J. J. and J. R. Wood (Eds.): Ranitidine. Therapeutic Advances. Excerpta Medica, 1984.

Misiewicz, J. J. and K. G. Wormsley (Eds.): The Clinical Use of Ranitidine. The Medicine Publishing Foundation. Oxford 1982.

Wormsley, K. G., H. G. Dammann und B. Simon (Hrsg.): H_2-Blocker in der Therapie säurebedingter Erkrankungen. Springer-Verlag, 1984.

Holtermüller, K. H. and J. R. Malagelada (Eds.): Advances in Ulcer Disease. Excerpta Medica, Amsterdam 1980.

Bianchi-Porro, G. and K. D. Bardhan (Eds.): Peptic ulcer disease. Advance in pathogenesis and treatment. Cortina International – Verona, Raven Press, N. Y. 1982.

Baron, J. H., (Ed.): Cimetidine in the 80s. Churchill Livingstone, Edinbourgh, London 1981.

Simon, B., G. Bianchi-Porro and H. G. Dammann (Hrsg): Famotidin. Ein Fortschritt in der Therapie säurebedingter Erkrankungen. Thieme-Verlag, Stuttgart 1986.

MIX
Papier | Fördert gute Waldnutzung
FSC® C083411

Zeitfracht Medien GmbH
Ferdinand-Jühlke-Straße 7
99095 Erfurt, Deutschland
produktsicherheit@kolibri360.de